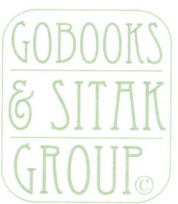

生活 ✚ 醫館

長高不長胖

兒童成長專家教你打造
身高衝刺基礎與健康體態成長指南

兒童成長・遺傳・代謝專科
許鈺敏 醫師 著

高寶書版集團

推薦序

亞東紀念醫院　小兒部　梁昭鉉　主任

　　以前的父母望子成龍、望女成鳳。但是現在每位家長的心願，除了子女成龍成鳳之外，孩子的身高更是備受關注的焦點。誰不希望孩子高人一等、擁有健康體態呢？然而，面對市面上琳瑯滿目的長高祕方，究竟該如何選擇？《長高不長胖》這本書，由兒童遺傳內分泌科醫師許鈺敏執筆，集結多年臨床經驗與研究精華，為家長提供最專業、最實用的長高不長胖指南。

　　本書以平實的口吻介紹影響身高的各種因素，並針對不同年齡層的孩子，提供專業的長高建議。不僅有科學的理論基礎，也有案例說明，讓家長能輕鬆理解。此外，作者也特別強調「長高不長胖」的重要性，教導家長如何為孩子打造均衡飲食，避免肥胖影響身高發展。

　　許鈺敏醫師本身為專業兒童內分泌科醫師，具有豐富的臨床經驗，書中內容有科學根據，是一本值得信賴的實用性書籍。

　　近年來受西方飲食影響，國內兒童普遍都有過胖的現象，書中告訴父母「長高不長胖」的重要性，教導家長如何注重均衡飲食，不因過度肥胖而影響兒童的成長，學會如何為孩子打造更健康的成長環境。

　　這本書不僅提供了專業的長高知識，更重要的是，它傳遞了一種正確的觀念：長高不是一蹴可幾的，不是靠藥物就可以，它需要適當飲食、適度運動、充足睡眠等配合。家長除了關注孩子的成長過程外，給予他們支持和鼓勵，才能讓孩子在快樂的環境下成長。

　　《長高不長胖》這本書是提供家長對兒童成長發育相關知識的不二之選！

推薦序　　　　　　　　　　　　　　　003
序　言　　　　　　　　　　　　　　　007

第一章　不到十八歲的三高候選人：全民的健康危機！

1. 亞洲最胖之國與飆破三成的兒童肥胖　　012
2. 打破傳統誤解：小時候胖就是胖　　　　018
3. 不到十八歲的三高候選人　　　　　　　021
4. 長期身心風險：從兒童到成年，影響自尊與課業表現　026
5. 先長胖再長高？錯了！成長迷思大破解　031
6. 你的孩子很可能在錯誤減肥：
   盛行的青少年減肥行為與錯誤減肥資訊　034

第二章　成長的基礎：解密成長的奧祕

1. 去除主觀的高矮感覺，真正了解孩子的生長曲線　040
2. 不同年齡的正常成長速度　　　　　　　045
3. 被忽略的重要指標 BMI：孩子與成人的巨大落差　048
4. BMI 亮紅燈：飲食、活動、睡眠與家庭的交互結果　054
5. 應該就醫的肥胖徵象：身體的火災警報　060

CONTETS

第三章　長高猶如蓋房子，身高發育的關鍵機制與迷思

  1　內分泌如何讓孩子長高　　　　　　　　　　　066

  2　影響長高的核心因素與迷思破解　　　　　　　071

第四章　吃什麼就成為什麼：促進身高、控制體重的雙贏營養策略

  1　支持身高發育的關鍵營養素　　　　　　　　　082

  2　聰明飲食：既長高又不長胖的關鍵　　　　　　094

  3　應對偏挑食：從理解出發，用餐不是苦差事　　107

  4　環境影響飲食：有效控制的小技巧　　　　　　114

第五章　運動、睡眠與生活習慣：隱藏的成長關鍵

  1　孩子的運動需求與成人不同：量身打造的活動計劃　123

  2　睡眠與生活習慣：隱藏的成長關鍵　　　　　　135

  3　建立有利於成長的日常作息　　　　　　　　　146

第六章　把握人生第二快的成長期：青春期

  1　我的孩子開始青春期了嗎？　　　　　　　　　153

  2　如何預防與識別性早熟？　　　　　　　　　　162

  3　青春期的特殊營養需求：把握身高、預防肥胖　168

第七章　尋求專業幫助：醫療需求與注意事項

1 需要就醫的警訊	175
2 常見檢查與評估	178
3 專科諮詢指南	184
4 特殊情況的醫療干預	188
5 與醫生有效溝通	198

結語　關鍵的長高心態是建立習慣	202
參考資料	206

序言

身高與體重的平衡：
你的孩子是高高壯壯，還是高高胖胖？

記得小時候，我就讀國小的弟弟肚子的三層肉變成四層肉的時候，全家人都覺得很Q彈可愛，更因為弟弟從小瘦弱，家人將小肚子視為媽媽養得好的證明，老一輩總是肯定地說：「要養胖才會長高，先養起來以後才會拔高了！」

這短短的一段童年回憶，就囊括了我這些年做為兒科醫師，常常聽到的許多古早觀念，這些觀念至今依然盛行，然而時代背景已不相同，孩子的成長歷程也早已不同。

做為成長門診專業的醫師，經常遇到的是對「高」有執著，卻忽視「胖」的家長們。

「我的孩子一路都高高壯壯，怎麼現在在同齡人中反而顯得矮了，醫生！要怎麼讓他長得快一點？」——孩子真的是高高壯壯嗎？還是只是高高胖胖？

肥胖的孩子，在成長過程中顯得比較高、百分位比較前面，爸媽也會因此覺得自己的孩子一直高人一等，從不會覺得身高的成長是個問題。直到成長停滯了，甚至性早熟導致骨齡過熟，成長黃金期已經過去、不怎麼長高了，才會出現在我的門診中，但往往此時進一步成長的潛力已經都被肥胖消耗殆盡。

當我指著骨齡影像和家屬娓娓解釋，孩子成長已經幾乎完成時，爸

爸媽媽常常是驚嚇到六神無主的。

「怎麼可能！他才小六！我們以為還沒開始長！」

有大量研究發現，肥胖的孩子等到青春期的黃金身高發育期，是無法有正常的身高衝刺的。就像是一路超速的汽車，一早就把油箱的油快速燒光，到最終加速階段，已經後繼無力，最後不如一路勻速、終點前還有足夠汽油可以加速的同齡人。

肥胖會影響到最終成人的身高，這與傳統的觀念相悖，許多家庭常來到孩子成長過程的後期，才會驚覺狀況不對，後果已經很難逆轉了，來到門診中，這是多可惜的事情！

孩子的成長，在正確的早期介入就會有巨大成效，不要等到了最後油箱已經空了，處理起來特別辛苦又事倍功半。

長高潛力的展現和體態及生活息息相關，這也是為什麼，我近年專注在寫文章，提醒大家肥胖、含糖飲料、靜態生活的危害。

除了身高之外，其他的面向更讓人擔憂。

在 2023 年公告的國健署國民健康調查，可以發現台灣兒童肥胖率已經高達三分之一，與周遭各國比較已經是亞洲第一，這對我們的下一代意味著什麼？

近幾年在門診中，看到過重或肥胖的孩子比例越來越高，看著孩子的小肚子，我時常會告訴爸爸媽媽飲食要控制了，要多運動了。但常常遇到的是爸爸媽媽覺得小時候都養不大，現在胖胖的很可愛；或是要養胖才能長高，有著許多迷思而難以實際將健康觀念付諸實行。

然而，很多孩子身上已經有黑色棘皮症、肝指數過高或是血壓偏高了。這些年，不乏抽血就是糖尿病前期、或是五倍正常值的肝指數、孩子的血壓比爸媽都高的案例。

往往要到我指出這些明確的疾病徵象，正色地告訴爸媽孩子已經是三高候選人，家長們才會突然驚覺，胖胖不是壯壯可愛，而是影響一生

的身體健康,孩子還在成長發育的時期,就已經在消耗健康的資本。

　　兒童期的飲食習慣以及生活型態,對成人期的健康有至關重要的深遠影響。台灣人的十大死因中三高相關疾病的占比達到八成,一年奪走六萬多人的生命,尤其心血管疾病長年占比在第二位,僅次於癌症;健保近年醫療費用支出最高前十大疾病中有一半跟三高相關,而這些疾病防治的根源,都在兒童與青少年時期。

　　作為兒童新陳代謝專科醫師,我們看到的不僅是數字,更是孩子們的未來。飲食觀念的養成、健康生活型態的養成、青春期的身高與體重管理,往往十分棘手又重要,全家人的參與,能夠對孩子的健康成長起到更正向的影響。

　　這本書希望提供家長們一個全面的指南,從科學角度理解並管理孩子的成長,藉由建構塑造健康、適合成長的體態,帶給孩子不只身高發育、更有一輩子健康的禮物。

　　身高是健康的副產品,我們希望孩子健康地長得「高高壯壯」,透過正確的引導,我們一起來幫助孩子建立終身受益的健康習慣。

第一章

不到十八歲的三高候選人：
全民的健康危機！

1
亞洲最胖之國與飆破三成的兒童肥胖

▌肥胖的失速列車

「前幾天我幫一個四歲 40 公斤的孩子抽血,他低密度脂蛋白比我還高!三酸甘油脂爆表,我不得不開始用藥,才四歲!」

「我前幾天才診斷一個十歲的糖尿病,最近真的比較少遇到第一型糖尿病,但第二型糖尿病的國小生越來越多了。」

近幾年,兒科內分泌會議時,越來越這樣的對話;隨著越來越多超越預期的肥胖併發症在孩子們身上發生,我們聽到的案例讓人心驚膽戰,對這些孩子的未來更是憂心忡忡。

隨著近年較多地進入校園演講,我一眼望去台下有近半體態過胖的孩子,門診當中,常看到孩子們的小肚子、雙下巴日漸突出。

但短短的演講或門診時間,很難引起足夠的重視,往往要等到學校體檢單的各種紅字出現,家長才會真正驚覺,孩子的身體已經因為肥胖出問題了,帶著體檢單來到門診檢查追蹤的家庭也越來越多。

不只是專業醫師們有感覺,過重與肥胖加劇的情況也呈現在數據上。一般評估過重和肥胖,我們會使用身體質量指數(body mass index,BMI)或體脂率來作為評估肥胖的指標,這個標準,隨著國家及人種的定義會略有不同。

BMI的算法為體重（單位為公斤）除以身高（單位為公尺）的平方，反應的是與身體體積相對應的體重，而體脂肪則代表的是身體內脂肪佔總重量的比例。

在台灣，成人的BMI正常值應介於18.5到24之間，低於18.5為過輕，超過24為過重，超過27即是肥胖，體脂肪則以男性超過25％、女性超過30％為界線。

根據衛生福利部國民健康署最新公告的2017～2020國民營養健康狀況，成人男性的過重及肥胖盛行率為58.8％，成人女性則為42.8％，整體的過重與肥胖率達到50.3％。

也就是說，超過一半的成人不是過重就是肥胖。

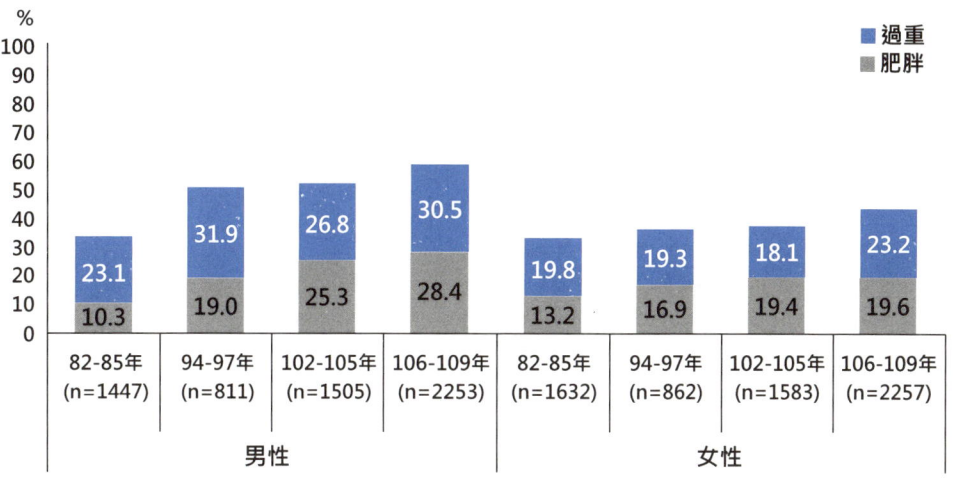

民國82-85年、94-97年、102-105年及106-109年之19歲以上成人過重及肥胖盛行率

在10年前，這個比例是男性52.1％、女性37.5％，也就是這10年間的增長率將近10％。

放眼我們的鄰居，根據世界肥胖觀察組織最新資料，中國的成人過重與肥胖率是39.6％、南韓34.7％、日本則是27.1％。

另一方面，台灣兒童的肥胖狀況也不容小覷。因為孩子是發育中的個體，我們不會用單純一個切點或單純的體重數字去判斷肥胖與過重，是以孩子的 BMI 在同齡人當中的百分位做計算，超過 85 百分位為過重、超過 95 百分位則為肥胖。

根據國健署 2017 ～ 2020 國民營養健康狀況調查，國小男生的過重和肥胖盛行率分別為 14.8% 和 16.5%，女生則為 8.1% 和 13.6%

國中男生的過重和肥胖盛行率分別為 14.8% 和 19%，女生則為 9.9% 和 17.2%。

也就是說，總體過重與肥胖的比例，從國小的男生 31.3%、女生 21.7%，隨年紀增長進一步增加到國中的 33.8% 和 27.1%。

在周邊國家，兒童過重與肥胖的比例則分別為：中國 18.8%、南韓 18.6%、日本 7.9%。從孩子一路延續到大人，我們的肥胖比例居高不下，仍舊持續增長。台灣全民、包含我們的孩子，都在這輛通往亞洲最胖之國的失速列車上。

我們是怎麼踏上失速列車的？

驚覺身體健康出現問題時，大家都會有一個直覺反應：「怎麼會這樣？」

講到減肥時，我們常常聽到一句勸告：「少吃多動！」而全民的體重飆升，其實就反應了一個事實：我們一直反著做——我們吃得更多、動得更少。

◆ 吃得更多：含糖飲料與油炸食物

近年飲料品牌五花八門，街頭巷尾孩子們下課後人手一杯的飲料，手搖飲跟炸雞排一步步變成台灣的代表食物，都是其中的重要原因。

世界衛生組織早就指明，含糖飲料是造成兒童肥胖的主要原因，更進一步與長大後的代謝症候群高度相關。2024 年的兒科學權威期也發表研究，每天只要有一杯 238 毫升的果汁，就足以讓孩子的 BMI 顯著上升，增加肥胖風險。

兒福聯盟 2022 年的國高中生飲食習慣訪談調查發現，每週吃至少一次油炸食物的國高中生有 42.2%、零食甜點為 74.0%、含糖飲料為 62.7%。

而且有四分之一的孩子一天吃一次或以上的零食甜點或含糖飲料！這些飲料中，有高達八成都是手搖飲，這和我們所觀察到的狀況高度符合。

另外，在晚餐的部分，更是有超過一半的學生表示自己會用零食或飲料取代晚餐。下課後，買零食、買飲料當作晚餐，回家再吃消夜，這已經成為許多孩子們的日常，我們的孩子們，就這樣一步步養成了不健康的飲食習慣，踏上肥胖的失速列車。

◆ 動得更少：下課下班滑滑滑

世界衛生組織建議，孩子們需要的運動量是每天 60 分鐘中等強度以上的運動，一週七天；而成人，則是需要每週 150 分鐘以上的中等強度以上運動。

不知道看到這個建議，大家有什麼感覺呢？我在門診中常常看到爸媽不可置信的表情：「怎麼可能運動這麼多？」

國民健康訪問的最新調查可以發現，有達成這個建議量的青少年，只有兩成！成人跟長者，則分別只有一半跟三分之一的人有達成。

也就是說，需要最大運動量以促進成長與健康的孩子，最少人達標。孩子們吃進去的熱量，得不到充分的消耗，就成為身體的脂肪。

此外，孩子們近年來熱愛靜態活動的看螢幕、滑手機，也是一大主因。國內大量研究指出，孩子生活作息越靜態，肥胖的機率越高；接觸

螢幕的時間越長，肥胖的風險越高。

2023 年的兒科學權威期研究指出，高螢幕接觸時間與低身體活動量，跟過重與肥胖高度相關，尤其每天接觸螢幕超過 4 小時的孩子與每天走不到六千步的孩子，肥胖的風險分別是 1.25 倍及 1.35 倍。

國際共識建議兩歲以下不要接觸螢幕，兩歲以上的孩子，每日螢幕接觸時間不要超過一小時，青少年則不要超過兩小時。

台灣的國內研究則是發現，螢幕接觸時間超過兩小時的孩子，有 3 倍風險傾向低身體活動，而過重的風險則高達 5.68 倍！

越來越靜態的生活以及越來越長的螢幕接觸時間，正在讓我們的孩子越來越肥胖，進一步卡在了失速列車之上。

▌肥胖的失速列車造成什麼結果？

全民的肥胖隱憂，已經造成健康的問題。

近年來，我們的三高，意即高血脂、高血壓、高血糖發生率節節攀升，十大死因之中，有八個跟肥胖相關。

早在民國 102 年，國健署的「兒童肥胖家庭因素研究」發現：過重兒童的三高發生率是正常體重兒童的 2 倍。兒童的 BMI 越高和腰圍越寬，代謝症候群的風險比起正常體重的孩子會上升 10 到 20 倍。

開學後也常看到帶著充滿紅字的體檢單子來就診的孩子，除了肥胖，還包含黑色棘皮症、高血壓、高血脂、甚至嚴重脂肪肝、第二型糖尿病的孩子。

三高對身體的傷害會隨著時間逐漸累積，當青少年期甚至兒童期的孩子就已經開始有心血管的受損、肝臟的問題，就已經是在透支未來的健康。

過重或肥胖的兒童，都是心血管疾病、糖尿病等慢性疾病的候選人；三高不是老年人的專利，而是肥胖患者的專利。

　　此外，兒童過重及肥胖的問題，也不僅止於提早成為三高候選人，還包括提高性早熟、長不高、社交困擾、同儕壓力等等的身心問題。在接下來的章節裡，我們會一併看這輛失速列車會帶我們的孩子去向怎麼樣的未來，並且一起破解一些常見的肥胖相關迷思。

2

打破傳統誤解：
小時候胖就是胖

回到小時候我弟的可愛小肚子，長輩說：「小時候的胖不是胖，是長高的本錢。」這是一個非常常見的誤解。

那為什麼長輩都會這麼說？小時候胖不是胖嗎？確實，在孩子的成長過程中，身量的拔高會讓 BMI 跟體態漸漸正常化，但這是在有刻意控制調整的狀態下才會發生，也就是所謂健康減重的狀態。

在過去的年代，營養資源相對匱乏，孩子們的活動量又比現在更高，在高度需要營養的青少年期、孩子們相對就較少有營養過剩的問題，也因此，在過去，會有比較多經過青少年期就成功拔高減肥的案例。但，現在的孩子們青少年期還是這樣的嗎？

我們從數據上來了解時空背景的差異。國民營養健康狀況在較早的 1993～1996 年、也就是現在各位爸媽童年或青少年的時期，顯示當時 4～8 歲的男童平均 BMI 值都在 15 上下、9～12 歲在 17 上下、12～18 歲則在 20 上下。

最新的 2017～2020 年調查顯示，男童在 4～6 歲是平均 15.8、7～12 歲是 18.5、12～18 歲則在 21.4～22.3 上下。

現今孩子在小學前 BMI 差距不大，但是到了國小階段，比起當年的我們，BMI 卻是開始一路上升，到國高中尤其失控，肥胖的比例也越來

越上升。

我們這個世代的青少年，跟上個世代的孩子無論在環境或是生活習慣上已經截然不同，因此成長的路徑也不相同。

而現在，我們並不能被動的寄望孩子到青少年期就會自動拔高減肥，而是更應該注意體型身量，當心肥胖。這個差異也一路反映到成年期，青少年體態失控的孩子，會長成失控的大人，脂肪並沒有消失。

1993～1996 年的 19～44 歲男性平均 BMI 為 22.6，算是標準身材，而 2017～2020 年的 19～44 歲男性平均 BMI 為 25.4，前面也提到，青少年的肥胖率是三成，成人則到了五成。

所以「小時候胖不是胖」是有特定時空背景底下的經驗。這些特例的經驗，也往往是專業醫師最擔心的；以個案為通則，常常會耽誤了孩子們的成長與疾病治療。

藉由實證醫學的研究與統整，我們才能更了解孩子們實際發生的狀況。**實證醫學告訴我們：小時候胖，就是胖！**

研究顯示，55% 童年期肥胖的孩子，會變成肥胖的青少年。而 80% 肥胖的青少年，會變成肥胖的成人，即使過了 30 歲，仍有 70% 會受肥胖所苦。

肥胖的孩子，比起不胖的孩子來說，有 5.2 倍的風險變成胖大人。國家衛生研究院的研究更是發現，從國小一年級追蹤到成人，如果孩子從國小一年級就落入 BMI 超過 27 的肥胖族群，長大過後就幾乎無法逆轉！也就是大家看到的胖孩子，很高的可能會一路變成胖胖的青少年、然後一胖到老。

兒童期的肥胖，與環境、飲食習慣、生活作息高度相關，童年期養成的飲食習慣跟作息，很難期待隨著進入學校有零用錢可以買零食、在有課業跟時間壓力的時候，卻能自行變得健康。

還有一點需要澄清的是：肥胖不是不能說的事情。很多時候爸媽會拿「小時候胖不是胖」當成一種安慰性的話語，害怕觸碰到孩子的自尊

議題或引起孩子的不適。

很多胖孩子來到門診時，爸媽都用詞十分小心，甚至強調孩子是「體重名列前茅」，不敢跟孩子討論他們的「肥胖」狀態。誠然針對這些會有汙名化疑慮的詞，我們會更加小心處理，我會認同孩子是「有肉」或是吸收得很好，但是最終還是會回到疾病診斷的專業名詞上。

單純的安慰並不能夠彌平外在目光對孩子的身心影響、更無法改變肥胖對孩子健康的危害。我們需要正視孩子們的肥胖問題，才有可能採取正確的應對。

肥胖是醫界公認的「疾病」。我們不會因為感冒被歧視，也不會害怕談論感冒，所以我們可以治療感冒，肥胖也是，去除汙名化，我們才能真正預防與治療。

肥胖不代表孩子不好，而是告訴我們，孩子在身心靈等各個層面，需要我們的幫助。肥胖和大量的併發症相關，更是與成人期的身體健康與壽命息息相關，下一章，我們就來更深入了解這個「疾病」的連鎖效應。

3
不到十八歲的三高候選人

加倍發生的三高、剩下一半的壽命

前面我們有提到，過重兒童的三高發生率是一般孩童的兩倍。除了個別疾病的發生，這些疾病也時常因為肥胖而一起併發。肥胖、高血壓、高三酸甘油脂血症、高密度脂蛋白過低、高血糖這些問題共同發生時，會合併動脈粥樣硬化等多重心血管的影響，因此也被統稱為「新陳代謝症候群」。

「肥胖」對代謝症候群的發生率有絕對的影響。BMI 超過 90 百分位的孩子，有 29% 患有代謝症候群，BMI 在 10～90 百分位之間的孩子，發生率男生只有 2.1%，女生是 1.1%。

台灣兒科醫學的兒童及青少年代謝症候群診斷定義為：符合肥胖與下頁其他四項異常的二項，即稱為代謝症候群。

兒童期的肥胖除了會造成代謝症候群的高風險，對骨骼肌肉、呼吸中止、及身心、社交學習上也都有影響，對孩子的影響是全面性的、甚至是致命的。

2024 年 5 月在歐洲肥胖研討會上發表的跨國大型研究，告訴了我們，肥胖會顯著降低孩子預期壽命。

診斷	定義
肥胖	BMI ＞該年齡與性別群組的第 95 百分位
高血壓	收縮壓 ≧ 130 mmHg 或舒張壓≧ 85 mmHg 或收縮壓／舒張壓＞該年齡與性別群組的第 95 百分位
三酸甘油脂過高	≧ 150 mg/dL 或因高三酸甘油脂接受治療中
高密度脂蛋白過低	男性＜ 40 mg/dL、女性＜ 50 mg/dL，或接受治療中
高血糖	空腹血糖值 ≧ 100 mg/dL 或診斷患有第 2 型糖尿病

舉例來說，一個四歲就重度肥胖的孩子，如果一直到成人都沒有減重成功，那預期的壽命只有 39 歲，也就是一般孩子的一半！從還沒上小學的體態，就一路影響到成人最終的壽命。為什麼會這樣？

這些不健康的高血糖、高血脂、對心血管的影響，從還很小就持續累積作用，在成人的階段，就會陸續長成危及生死的可怕疾病。

◆ 第二型糖尿病發生率與洗腎

再來談談大家最熟悉的糖尿病，而肥胖是糖尿病的主要危險因子。

近年來台灣兒童糖尿病的發生率節節攀升，在以前，國中國小的孩子如果有發現糖尿病，專科醫師會傾向懷疑是自體免疫導致胰島細胞被攻擊造成的第一型糖尿病，也就是與肥胖和胰島素阻抗無關的類型；然而現在，國中甚至國小中高年級確診第二型糖尿病的孩子越來越常見。

在 2017～2020 年以空腹血糖評估，國小生的糖尿病前期盛行率已經高達 14.2%，到國中是 16.3%、另外有 0.3% 的孩子已經有糖尿病。

型別的部分，早在 2003 年的臺灣學童篩檢，新發現的糖尿病兒童中，就有超過一半是第二型糖尿病，也就是跟肥胖高度相關。

肥胖的兒童患病的風險比是體重 50 百分位以下的兒童的十八倍。

而糖尿病的可怕，除了要打針吃藥之外，還在於對各個器官的傷

害,其中尤以視網膜病變與腎小管病變是最嚴重的。

一般來說要到神經的病變,會是二、三十年的歷程,然而對兒童期就患有糖尿病的孩子來說,這就只是他們走到壯年的時間而已,正準備要成家立業,就可能面臨視力喪失或洗腎。這些孩子若能早期減重,就有機會避免這些可怕的併發症。

門診中,有時孩子減重10%,就可以看到血糖和胰島素阻抗顯著的下降,聽到以後不用打針,孩子們也會開心覺得自己的努力終於有了回報,形成正向的健康循環。

◆ 脂肪肝、肝炎與胰島素阻抗

另一個很重要卻時常被忽略的就是脂肪肝。近年來在門診中,我常常會指著孩子的小肚子,告訴他們這樣很傷肝,然而目前大家對於脂肪肝的認知仍有進步空間,因此對比我的憂心忡忡,爸媽跟孩子們常常是沒有特別感覺的。

往往要等到抽血看到肝指數好幾倍高,爸媽們才會驚覺,孩子的身體已經有了可怕的傷害。也因為大家的普遍輕忽,台灣兒童脂肪肝的盛行率相當高,在居住於雙北的肥胖兒童與青少年中,男孩有脂肪肝的比例高達47.4%、女孩也高達31.2%。

我們的身體有許多儲存脂肪的地方,比如小肚子跟臀部,而當這些地方不夠儲存過量的脂肪時,就會開始堆積在不該出現的地方,這時候稱為異位脂肪,而肝臟就是其中一個受害者。

囤積在肝臟的脂肪油滴會造成脂肪肝,進一步引起肝臟的發炎,也因此,除了超音波會看到肝臟充滿小油滴之外,抽血也會看到肝指數的上升,更嚴重就會看到肝臟開始纖維化,也就是肝硬化,最終走向肝衰竭或肝癌。

除此之外,因為胰島素本來是用來處理血液中血糖濃度的,但它會在肝臟被代謝清除,而肝臟發炎導致功能障礙,會進一步產生胰島素阻

抗，讓孩子走向肝炎加上糖尿病的惡性加成中。如何解決這個惡性循環呢？只有運動以及減重，動起來，開始將錯誤地累積在肝臟的脂肪逐步消耗掉，才能逆轉脂肪肝，讓身體恢復正常機能。

◆ 還沒成年就老化的血管與狹窄的動脈

高血壓跟高血脂，聽起來就是大人的病，大家常以為是工作繁忙、吃得很不健康的大人才會在體檢發現的事情。但三高並不是老人的專利、而是肥胖患者的專利。即使年紀還小，高血脂高血壓時有所見，而這兩者，都可能進展成跟後續的心肌缺氧、心肌梗塞、腦中風。

13～18 歲兒童高血壓前期的定義為收縮壓介於 120～129 mmHg 之間且舒張壓小於 80 mmHg，高血壓的定義則為收縮壓大於 130 mmHg 或舒張壓大於 80 mmHg。

以國外研究來說，過重的兒童高血壓的比例為 4～14%，肥胖兒童的高血壓比例則達 11～23%。台灣的男孩患有高血壓的比例遠預期的高，13～18 歲男孩處於高血壓前期的比例高達 20.3～24.2%，高血壓則達 13.3～13.7%，而女孩則為 3.9～6.6% 及 4.4～5.4%。

長期的高血壓和血管內皮受傷的相關病狀，但在兒童時期常被忽略，如果沒有及時診斷與預防，高血壓將逐漸發展為動脈粥狀硬化，繼而成為心血管的不定時炸彈。

而另一個臨床上家長們最不常關注的則是高血脂。兒童血脂肪異常一般分為膽固醇過高（膽固醇 ≧ 200 mg/dL）、低密度脂蛋白膽固醇（LDL-C）過高（LDL-C ≧ 130 mg/dL）、高密度脂蛋白膽固醇過低（HDL-C < 35 mg/dL）、三酸甘油脂過高（三酸甘油酯 ≧ 150 mg/dL）。

這些疾病在台灣兒童的盛行率也是遠高於大家的認知，比如高膽固醇在國小生的盛行率高達 10.6%、低密度脂蛋白過高也高達 9.9%，而高密度脂蛋白過低跟三酸甘油脂過高則是在高中生盛行率最高，分別為

3.2% 跟 6.3%。

肥胖合併高血脂的兒童,很早就有動脈粥狀硬化斑塊的累積,而且有顯著的頸動脈狹窄跡象跟加速老化的血管年齡,也就是說,從童年期開始的血管損傷,讓身體加速走向心肌梗塞跟中風。

這些大家原先以為只有成年人才要留意的代謝性疾病,在我們的孩子身上,盛行率令人驚訝地高,這些累積在心血管的傷害,從兒童期的肥胖開始一路進展,也就導致了開頭我們說的,砍半的預期壽命。我們都不希望孩子在不健康、憂鬱的身心狀況下,走過只有別人一半長度的一生。

有幸的是,孩子們的身體都還在成長、生活習慣也還可以調整,與肥胖相關的飲食與作息在兒童、青少年期的容錯率很高,即使一時失控,只要及早介入,藉由正確的概念調整,還來得及逆轉。

而肥胖除了對心血管的直接影響,對孩子的身心健康、身高發育、乃至於學業成就,也有不容忽視的影響!

4

長期身心風險：
從兒童到成年，影響自尊與課業表現

▌長期的污名化、嘲笑和霸凌，孩子的行為問題與憂鬱

　　求學過程中，我一直有一個深刻的印象在腦海中揮之不去。

　　不知道大家是否有過類似經驗？國小的時候，班上總有一兩個胖胖的小男生，因為身量大、力量強，通常都是孩子王，而班上的胖女生則通常會被笑，顯得特別文靜而畏縮。

　　但是到了青春期，對異性的好奇、主流媒體灌輸的身材觀念，導致這些胖胖的孩子時常成為嘲笑的對象。我記得以前班上有位男同學，總是被大家叫做「X胖」，被大家訕笑甚至時常被拍臉、笑他的嘴邊贅肉。那時候我對這個狀況感到很不舒服，但在那個年代我們沒有意識到，直到長大了我才知道，這就是「霸凌」。

　　那位同學總是笑笑地應對，掩飾過許多尷尬。他不在意嗎？我想他很在意，只是不能表現得在意，這一切也讓他的成績表現不佳、在同儕間地位不平等，他離開學校之後，直接消失在了所有同學的視線、不再有聯絡。

　　這些是我的個人經驗，但國內外大量研究都發現，兒童過重與肥胖

和更多心理及社會問題相關，胖孩子有更多的憂鬱、負面情緒、也會更高比例有低自尊。

尤其在學齡的孩子，因為長期的污名化、嘲笑和霸凌，會有更嚴重的情緒與行為障礙，因為覺得自己的身體形象不好看、不滿意，對自我有一個扭曲的形象認知而更感到挫敗。

隨著年齡越長，肥胖兒童的自尊心會隨著年齡的增長而降低，孩子的健康相關生活品質指數也會較低。

另外，一系列心理行為問題也和肥胖相關，學齡前的肥胖男孩有較高的行為和人際問題，在年紀較小時，往往更容易成為霸凌者；女孩則以人際問題為主，在年紀較小時，往往是安靜畏縮甚至被嘲笑的，也就更容易成為被霸凌者。

除了人際問題，肥胖也與注意力缺失過動症相關，肥胖兒童有更高的注意力缺失過動症發生率，也會影響其學校表現與衝動控制。

肥胖兒童也有更高的焦慮、憂鬱發生率，肥胖的孩子有更加神經質的傾向，在肥胖的兒童及青少年中，肥胖與憂鬱症和更嚴重的憂鬱症狀有很強的關聯性，有更高的機率被診斷為躁鬱症，並且是重度憂鬱症的危險因子之一。也因此，肥胖的兒童與青少年，會有較高的心理疾患比例，也更常有自殺的想法或意念。

國內研究也發現，過重且遭霸凌的青少年，學習成就會較低。因為肥胖對心理、行為與人際的種種影響，肥胖兒童總體的學業表現明顯受影響，並且進一步惡化到成人階段，造成更深遠的不安全感、對食物的依賴或錯誤認知，可能會有暴食行為或錯誤的限制性飲食行為，也就是矯枉過正或出現極端的體重控制行為。

上述這些狀況，都是肥胖兒童的日常，但因為低自尊、因為挫敗、因為不知道如何應對，孩子們很可能不會求助，而是私下採取錯誤的應對方式，讓自己形成壓力鍋，狀況進一步惡化。

這時候很需要正確的引導，讓孩子回到健康體態的正軌上，進而擁

有健康的身心狀況與學校表現。

半夜睡眠呼吸中止，白天上課總是昏昏欲睡

近年來，隨著國人對睡眠呼吸中止症的認知逐漸上升，開始對於枕邊人打鼾這件事情有所警覺，有許多民眾會叮嚀每晚打呼、白天容易疲累的另一半去做睡眠呼吸檢測。

但在孩子的身上，大家卻很少想到這個問題。甚至因為孩子到了青少年期都是自己睡，是否打鼾、是否有半夜呼吸中止，都沒有人知道。

在成長門診中睡眠的情況是我們會問詢的一個指標，偶爾會遇到胖胖小朋友，媽媽常常表示，孩子明明每天睡得很多，但白天在學校還是超級睏，甚至常常睡到上課叫不醒或公車坐過站。

其實這就是個警訊。胖孩子怎麼睡都好像睡不飽，從時數來說睡眠應該很夠，但白天昏昏沉沉課業表現受影響，這並不是孩子半夜起來熬夜打遊戲，而是孩子在睡眠的狀態中常常因為喉頭的阻塞而中止呼吸、身體缺氧、腦袋被迫喚醒自救，繼而打斷睡眠循環。

孩子整夜就這樣周而復始地淺眠、缺氧、被迫醒來，看似睡著，卻始終不能真正休息，對心血管的傷害更是可怕。

事實上，肥胖的兒童與青少年患有阻塞性睡眠呼吸中止症的比例高達 60%。而阻塞性睡眠呼吸中止的嚴重程度與肥胖程度更是成正相關，越胖的孩子、或是體重增加越多的孩子，睡眠呼吸中止得越嚴重、休息得越差。

這些狀況會導致孩子需要在白天補眠、生活品質變差，影響神經認知功能以及活動力，畢竟在長期睡眠不足疲憊之下，孩子會更傾向靜態休息的生活方式，也就是更加久坐不好動，更進一步推升代謝症候群的風險。

性早熟與被錯失的身高

另一個常見的問題則是性早熟。近年隨著成長觀念普及，爸媽們開始意識到孩子過早進入青春期很可能會影響最終的成人身高，因而開始注意孩子的青春期徵象。

爸媽們常因為孩子太早長胸部、太早來月經、太早變聲而將孩子帶到門診，也時常在診間問我：「怎麼會這樣！」或者擔心：「這樣身高還有救嗎？」

其實危害身高或者導致性早熟的主要因子，就是眼前的兒童肥胖。BMI 越高的孩子，青春期起始時間越早，肥胖的孩子，性早熟的風險更高。

科學理論相對複雜，這邊我們簡短來說：我們的身體有一個很聰明的系統來控制成長。當我們的身體裡有較多的脂肪時，它會產生一種叫做「瘦素」的物質。瘦素有兩個主要作用：減少食慾、啟動青春期開關。

當身體裡有太多脂肪時，就會產生更多的瘦素。這可能會讓開關被提前打開，使得身體比平常更早開始進入青春期，也就是性早熟或是青春期過早。

除此之外，因為脂肪中會儲存大量的荷爾蒙，也會有更多的荷爾蒙分泌，因此更可能讓孩子的生長板過早關閉，導致影響最終的成人身高。

而過早發育的身體、不夠成熟而難以應對初經或夢遺的心智，以及身高的損失，也都會造成孩子的心理壓力與負擔，進而影響孩子長期的身心健康。

上述的這些疾病與狀況，都是肥胖進一步讓孩子的身心備受影響的長期身心風險。在疾病的早期，如果能夠更早有警覺，並且採取相應合

理的措施,就可以避免掉這些深遠的負面影響。

下一章,我們就來講述如何適當地評估孩子的狀況,及早辨識孩子高高胖胖的問題,進而採取正確的應對方式。

5
先長胖再長高？錯了！成長迷思大破解

到底是高高壯壯還是高高胖胖？

讓我們再次回到開始有著四層小肚子的我弟，隨著體重節節上升，弟弟的體態也漸漸脫離了「瘦小」的行列。

長輩們讚賞有加，覺得金孫終於走上了高高壯壯的行列，開始有「家族風範」。

這其實是個關鍵時期。很多孩子就在「終於養胖了」的路線上越走越遠，進而進到兒童肥胖的範疇。

研究發現，兒童在 8 歲以前，平均每增加一個單位的 BMI，每年會比別人多長高約 0.25 公分。而在 8 到 11 歲之間，肥胖的孩子每年會比別人多長高 0.28 公分。所以在國小階段，肥胖兒童會顯得高大，甚至成為全班最高。

但這樣的身高源自於超前發育，也就是因為肥胖而導致體質和骨頭的成熟步調遠超過一般的孩子。越是肥胖，超前的幅度越多，將未來的潛能提早消耗掉了。但這種不健康的成長步調，損失的是最終的成人身高。

因為到了身高衝刺關鍵的 11 歲到 14 歲間，局勢的逆轉會遠超過先前領先的幅度。肥胖的孩子每年平均少長高 1.9 公分，而到了 14 歲到 18 歲，則是每年平均少長高 1.25 公分。

肥胖兒童會導致提前進入青春期、平均提早 3.5 個月達到生長速度的高峰，最大成長速度則更低，平均來說男生每年會少 5.2 公分、女生則是少了 3.9 公分，在那之後，成長的高峰快速消失。

因為在青春期的衝刺缺失，到了 18 歲時，肥胖兒童的最終身高反而落後，也有更大的可能，長不到遺傳潛力的身高。所以過去長輩認為的國小時候高高壯壯，先養胖再長胖，其實是過去的迷思。

小學生很少會特別進行長肌肉相關的專項訓練，有認真運動的孩子多半體態不會過重，所以當一個孩子體重超標，多半是高高胖胖，其實不會連結到青春期的高高壯壯，反而經過一個青春期後變成矮矮胖胖，徒然損失遺傳的身高。

那怎麼樣才能真正變成高高壯壯的青少年？

校正體重可能短期成長下降，但回歸正常步調會增加最終身高

前面一直提到我弟小時候的肥胖問題，不知道大家會不會覺得我弟身高很矮？其實，我弟一路長到了 185 公分。當然，家族遺傳會是其中一個因素，但是按照遺傳的身高計算，我弟的預期身高大概在 178.5 公分，也就是說，他的最終身高幾乎是長到了遺傳身高的上限值。

童年的肥胖好像沒有產生負面影響？其實是在成長的過程中，他誤打誤撞地做對了一些事情。在國小五六年級之後，我弟迷戀上了籃球，每天打個兩三小時、一有時間就跟同學出去打、颱風天也想出去打的那種迷戀。隨著運動量劇增，他的體態也逐漸瘦下來，從肚子的四層肉，

慢慢變成了平坦的小腹。

在成長的關鍵期之前他就已經瘦下來了，到了國中，就進到了成長衝刺的區間，以正常的成長步調、搭配上適當的運動和營養，一路變成了又高又精壯的高中生。這才是真正的高高壯壯。

研究發現，肥胖的兒童在 3 到 9 歲間，成功的肥胖治療會讓成長的速度稍微放緩，使成長回到和一般體重同儕類似的正常模式，也就是說，雖然看起來好像比原先的慢一些，其實是正常化的過程。在 10 到 13 歲時，成功的肥胖治療則會讓孩子有更好的長高速度。而且無論原始的肥胖程度如何，只要 BMI 下降，內分泌系統就會漸漸正常化，長高的速度會高於 BMI 上升的族群。因此，如果孩子有肥胖的問題，及早辨識並且採取措施，是可以逆轉過快成熟的骨齡、進而讓孩子回到正常的成長軌道，擁有更好的成人身高的。而身高長得好，更會進一步讓孩子的 BMI 下降，體態更加健康！

6
你的孩子很可能在錯誤減肥：
盛行的青少年減肥行為與錯誤減肥資訊

▍三成以上青少年有減重經驗

在門診當中，還有另外一群孩子，特別讓人擔憂——私下嘗試減重的孩子。

我們前面有提到肥胖對孩子的身心影響。因為對自己的身體不滿意、對肥胖這件事情感到焦慮與憂鬱，也因為社群媒體上宣傳的各種身材焦慮，很多孩子其實一直在減重，但是不得其法。

我在門診中很常遇到挫敗的孩子，胖胖的國小高年級或國中男生，進來就先打哈哈承認肥胖，但否認自己有減重過、說自己並不在乎體重，一路表現得滿不在乎。

直到三四次門診後，我建立了強烈的信任，孩子才卸下心防，告訴我：他好挫敗，他不是不知道有問題，可是就是怎麼樣都減不下來，所以不願意承認自己有減重，不然覺得自己好失敗。另外一種則是更直接地攤在診間椅子上，皺著眉頭攤開雙手告訴我：「我覺得我都有少吃了啊，奇怪為什麼還是一直胖！」而這樣的無助感，也讓他們逐漸放棄採取措施。

事實上，調查發現，國中男生有 27.2%、女生有 41.1% 在六個月內有嘗試減重；到高中，男生仍有 25.7% 嘗試減重，而女生的比例則飆升到 51.3%。

也就是從國中開始，將近一半的女孩就陸續在嘗試減重，從數據上我們就可以看出女孩們的焦慮，因為國中女孩的實際過重和肥胖率，其實是 27.1%；而過重與肥胖率更高（33.8%）的國中男生，則是有四分之一在嘗試減重。

以採取的方式來看，國高中男生更傾向於增加運動量或種類，比例將近八到九成，進行飲食控制的，只有大約六成多；但在國高中女生，則以飲食控制為主，大約七成五到八成五，增加運動量或種類的，比例也大約在七成五。

值得注意的是，國中男生有 0.1% 使用非醫師開的減重藥物或食品，0.1% 使用了吃後催吐的方式；高中女生則有 4.6% 使用非醫師開立的減重藥物或食品。而這還是願意自主回報的狀況下的數據。但，如果大家都在減重，為什麼我們的孩子們還是越來越胖了？

▌錯誤的資訊與減重方式，來源是醫護的不到一成

我們首先看一組數據，國中男女生只有三成知道如何計算 BMI，而完全不知道 BMI 的，卻有超過四成！到了高中，有將近四成的孩子已經會算 BMI，卻依然有三成五的男孩跟兩成多的女孩，是不知道 BMI 這個重要指標的。

也就是說，對於「減重」的正確評估指標一無所知的情況下，我們的孩子正在用各種辦法嘗試減重。

這當中包含國高中生有 30% 嘗試一天吃不到三餐來減重，有將約 3% 的孩子只吃水果不吃任何其他東西，甚至在高中有超過 7% 的男女孩

使用斷食、也就是只喝水的方式嘗試減重！

這些錯誤的減重方式，可能讓孩子可以在短期內減少體重，但是放長遠來看，代謝系統和成長狀態將會直接被犧牲掉，導致肥胖的反彈。但為什麼孩子們如此熱衷於嘗試這些沒有科學基礎的減肥法呢？

這些減肥法，多半都是由社群平台開始流傳的，往往來自某某名人使用了這些方法之後瘦了多少公斤、或者誰誰誰靠這套減肥法維持纖瘦的身材。

只吃蘋果或芭樂的減肥法，從我這一代，從小一路流傳到現在，但這種高糖分、營養失衡的減肥方法，靠的是短期減少熱量攝取，事實上卻會讓孩子的身體跌入缺乏營養與成長的陷阱。

孩子們的減重資訊，在國高中男生中有將近四成來自網路，這個比例在女生更為驚人，有近五成的國中女生減重資訊來自網路，到高中則是超過三分之二都參考自網路！而來自老師的資訊大約一到兩成，來自親戚或家人的大約兩到三成，來自跟自己一樣可能營養概念不齊全的朋友同學的，同樣維持兩到三成。真正來自醫療人員的減重資訊，對比起來少得驚人。在國中男生不到 7%，到高中有些許上升到 13.8%，但在女生，無論是國高中，都不到 5%。

因為錯誤的資訊、不知道怎麼評估肥胖與減重成效、不知道如何計算營養跟熱量，孩子們節食、增加運動量，私下的努力時常搞錯方向。我聽過無數拚命游泳之後變胖的。因為游完泳好餓覺得自己消耗了好多熱量就吃了麥當勞，游泳消耗的四、五百大卡敵不過一個套餐的七、八百大卡，越游越胖。也聽過許多為了節食喝酪梨牛奶或珍奶替代一餐的，殊不知這兩樣食物的熱量都有將近七百大卡，甚至比一份便當還高。這些錯誤的體重控制手段，都會讓孩子減重越減越胖，甚至殘害身體、影響成長。

正確的體重管理，是兼顧營養跟成長步調的，當我們不汙名化肥胖，承認孩子們很可能需要幫助，從建立正確的觀念與健康飲食起步，

才能夠真正陪著孩子養成更好的體態。接下來，我們就從成長的觀念開始一步步建立，一起前進，讓孩子有健康的體態及良好的生活習慣，真正養出孩子長高的本錢。

第二章

成長的基礎：
解密成長的奧祕

1
去除主觀的高矮感覺，
真正了解孩子的生長曲線

▌生長曲線的正確使用

　　我在診間常遇到憂心的爸媽，擔心孩子的身型站出去和別人比是中等偏小；但若實際問孩子有多矮或是成長的速度如何，家長往往是一頭霧水答不上來。

　　因為沒有標準量化工具可以參考，只能在學校拿同一屆的同學來做比較，越是迷惑越是擔憂。但通常這時候我畫上生長曲線圖後，爸爸媽媽就理解了，自己的孩子只是在同一屆同學中出生比較晚，真正比起同齡來說沒有落後的問題，這就是生長曲線的重要性。

　　同一屆的孩子年齡可以差到將近一歲，這在幼稚園的年紀幾乎就是六、七公分的身高差，但卻是完全正常的狀況，也因此我們需要藉由實際的標準化工具去做比較。

　　在台灣出生的孩子，出生後都會拿到一本「兒童健康手冊」，也就是俗稱的「寶寶手冊」。在寶寶手冊中，大家印象最深的可能是最前面的預防針注射時程紀錄表，也就是引導大家在正確時候帶孩子進行疫苗注射的集章圖卡。

但除了疫苗注射之外，往後翻幾頁，就有幾張充滿波浪、五顏六色的曲線圖，這張圖就是所謂的兒童生長曲線圖，也就是了解孩子成長發育的最基礎卻也重要的工具。

一般來說，在為兒童進行例行性身體檢查時，兒科醫師也會填寫身高體重的百分位，但對大家來說，最直觀能看到孩子是否成長有狀況的，還是視覺化的圖也因此在門診中遇到有疑慮的爸媽，我的第一件事情就是先建立好生長曲線圖觀察趨勢。

生長曲線就像孩子發育的「打卡表」，它記錄了孩子的身高和體重隨著年齡變化的情況。如果這條曲線穩定上升，那麼我們會比較安心，孩子的成長在正常範圍內。但如果曲線突然走得像坐雲霄飛車一樣，那可能就是需要注意的信號了。

而這件事情並不一定要在診間進行，其實在家中就可以由爸爸媽媽定期點出生長的狀況，會是更加準確且即時的作法。在第44頁，我會附上兒科醫學會公告的臨床使用生長曲線圖，不只包含身高體重，更包含 BMI 的生長曲線，更便於大家了解孩子的體態發育。

現在網路上也有許多 app 紀錄了孩子的身高體重，協助自動繪製出生長曲線，但無論是電子化還是紙本的圖表，資料來源與判讀方式都相同，我們接下來會以第42頁的使用為舉例。

生長曲線的判讀方式由年齡起始，因為男女生的身高體重成長不同，我們先選擇到孩子的性別後，在橫坐標找到孩子的年齡。而後找到左邊的縱軸，會分別對應到孩子的身高、體重、或是頭圍。

我們將橫軸跟縱軸找到的位置，取交叉點，就是孩子目前的位置，而這個位置最接近的上下兩條實線，就是孩子目前成長所在的百分位區間，當好幾筆不同時間測量的資料連貫起來，就是專屬於孩子的「生長百分位曲線」。

台灣的生長曲線總共有五條線，分別是代表第3及第97百分位的紅線、第15及第85百分位的橘線，以及第50百分位的綠線。

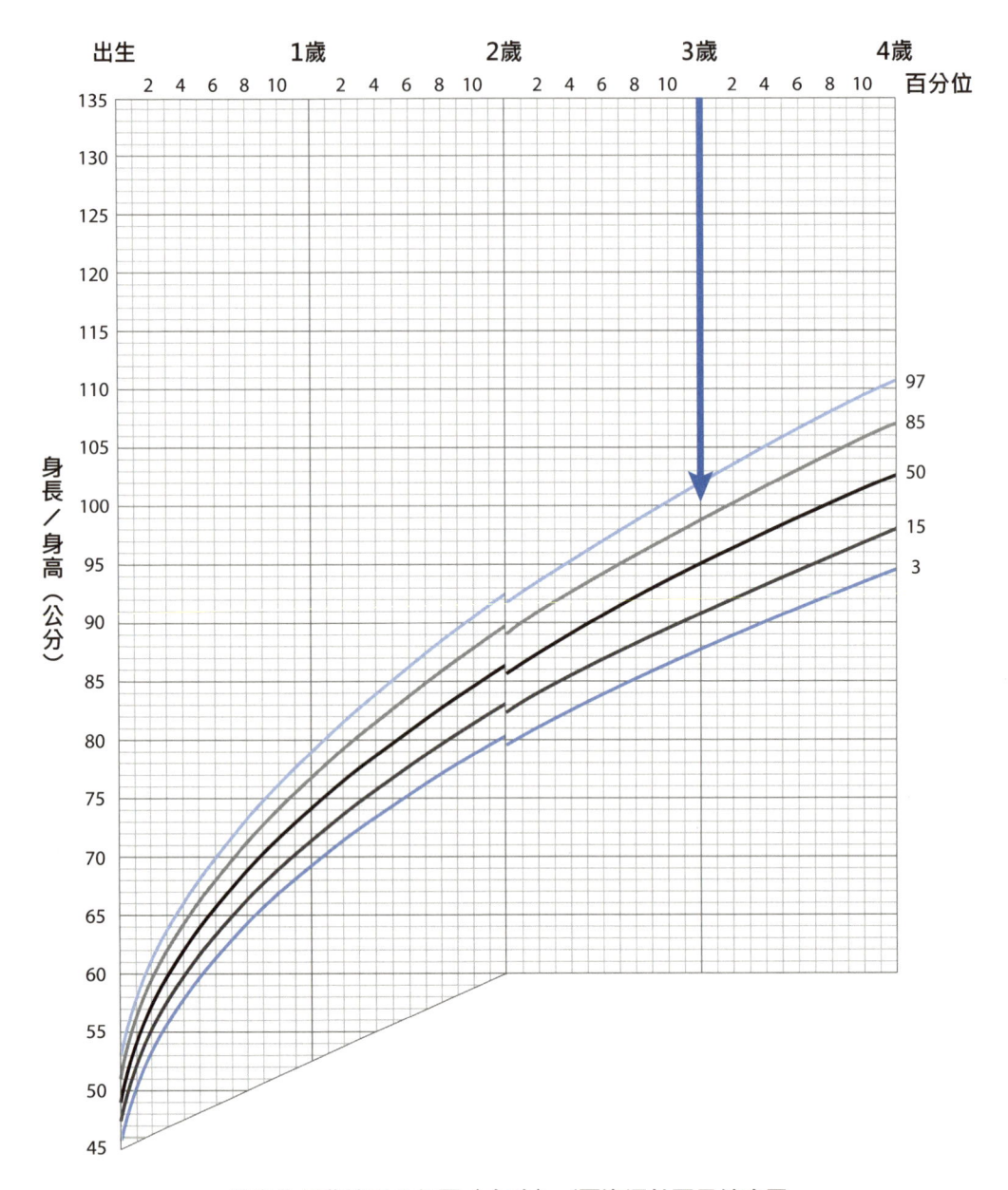

兒童生長曲線百分位圖（女孩）／圖資源於國民健康署

兒童生長曲線在 2 歲時有落差，主要是因為測量身高的方式不同，2 歲前是躺下測，2 歲後是站立測。

如上頁圖，比如一個 3 歲的女孩，身高為 100 公分，那我們找到三歲的位置，往下對照，找到 100 公分，可以發現她的身高百分位介在第 85 到 97 百分位之間，也就是 100 個女孩中，她的身高超過至少 85 個人，是相對高的孩子。

一般來說，我們會界定身高、體重、頭圍在 3 個百分位到 97 個百分位之間，就是所謂的正常範圍，但這個「正常範圍」只是做一個初步篩選的廣泛定義，依然會因人而異。

生長曲線的判讀與理解

不同的生長百分位曲線代表孩子在同齡人中的相對位置。比如，如果孩子的體重在第 90 百分位，那意味著他在 100 個人中比 90 個人重，也就是體重在 100 個人中的前 10 名。聽起來有點像競爭，但事實上這是幫助我們了解孩子發育狀況的一個工具而已。

但你知道嗎？比起這些數字，我們更應該關注曲線的「走勢」。想像一下，生長曲線就像是一場「馬拉松」，孩子們都在自己的賽道上跑步，而百分位曲線就是各個選手在賽道上的位置圖。假設現在孩子在 90 百分位上，就像是這場比賽中跑在前頭的那一批選手，但這不意味著他一定會贏，重點在於他的跑步節奏和耐力。

因此，我們更要關注的是孩子的節奏，也就是曲線的趨勢。如果你的孩子持續在 50 名上下，或者緩慢穩步向上向下個 10 名，這說明他在穩定地加速，發育良好；但如果突然落後到倒數 3 名，這就是他在跑步中忽然放慢了腳步，就可能是扭到了腳或身體出了什麼問題，需要及時留意和警覺；而如果孩子突然衝到前 3 名，則要擔心突然的暴衝，是不是遇到什麼事件，比如跑到頭暈搞錯時間或亂了步調，導致體力過早耗盡，後繼無力跑不到終點。

所以說，生長曲線不是看誰跑得最快，而是看誰跑得穩，誰能持續保持良好的狀態直到終點。

　　而定期的每三到六個月為孩子記錄一次，就是在每個打卡點確認孩子的步調，得以及早發現異常的徵象進而及時處理。另外，針對單次的身高體重百分位，國健署也有試算網站，缺點是無法進行長期比對，網址如下：http://health99.hpa.gov.tw/OnlinkHealth/Quiz_Grow.aspx

國健署身高體重試算網站

兒科醫學會生長曲線圖

2
不同年齡的正常成長速度

如同前面提到的，孩子的成長像是一場長跑。每個孩子的成長速度都有自己的適當速度，也就是孩子的身體有自己的「個性」，但一般來說，在不同的年齡階段會有不同的趨勢。

就像俗語說的「一眠大一吋」，是在嬰兒期特有的成長軌跡。爸爸媽媽們可能會注意到，有時孩子會「猛長一段時間」，有時又似乎慢了下來。這些變化在成長過程中是正常的，而了解不同年齡段的平均成長速度，能幫助我們更加確切地掌握孩子的健康狀況。

而在細說不同年齡的成長速度前，我們需要知道一件事情：絕大多數時候，孩子的成長速度都不會小於每年 4 公分，也因此，倘若經過一段較長時間的評估，比如超過半年的監測，計算起來孩子每年長不到 4 公分，且生長曲線也掉落百分位線，就是需要就醫評估的警訊。

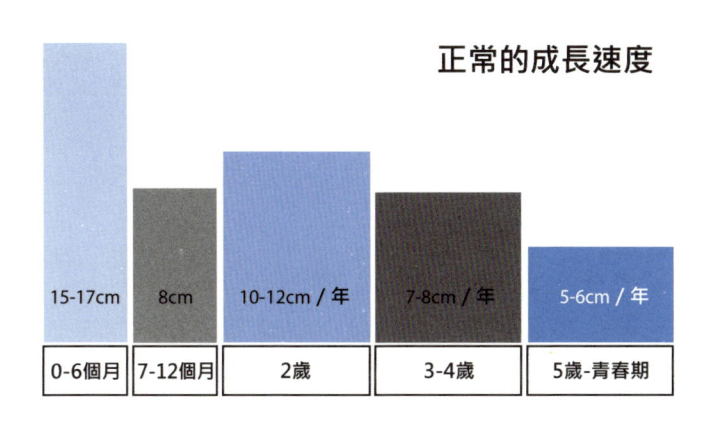

正常的成長速度

0-6個月	7-12個月	2歲	3-4歲	5歲-青春期
15-17cm	8cm	10-12cm / 年	7-8cm / 年	5-6cm / 年

◆ 0～2歲：生命的起跑線

在寶寶出生的前兩年，是成長最迅速的時期。根據衛生福利部的統計，台灣新生兒的平均出生體重為 3.2 公斤，身長約為 50 公分。

出生後第一年，寶寶會長出將近一半的出生身高，也就是身高大約會增加 25 公分，而體重則會增加到約三倍，即 9～10 公斤左右。

第二年，孩子的身高增速減緩，但仍會增加約 10～12 公分，體重則增加到約 12～13 公斤。這時候還不習慣孩子放緩步調的爸媽，就有可能會覺得小孩怎麼長得變慢了？或者覺得是副食品的問題，導致過度餵食，但如果孩子的生長曲線百分位沒有顯著的變動，就是正常的現象，孩子的成長會漸趨穩定。

◆ 3～5歲：穩定的成長期

進入幼兒期，孩子的成長速度逐漸放緩，但仍然保持穩定。

根據台灣國民健康署的數據，3 歲至 5 歲之間，孩子的年均身高增長約為 6～8 公分，而體重每年增加約 2～3 公斤。這個時期，孩子的活動量增加，飲食習慣逐漸養成，因此家長要特別關注營養攝取、健康行為的養成和體能活動的培養。

◆ 6歲：青春期：學齡期的穩步發展

在小學階段，孩子的身高每年大約會增加 5～6 公分，體重則會增加約 2～3 公斤。這段時期，孩子的骨骼和肌肉發育逐漸加強，但仍處於相對穩定的增長期。

值得注意的是，在國小階段，就會有絕大多數的女孩以及一部分的在男孩進入到青春期，在第二性徵出現後即進入成長的黃金時期，並且會出現最後的成長高峰，當發現孩子身高的成長速度突然飆升、或者換褲子換鞋子變得頻繁，就要注意孩子可能已經進到下一個階段了！

而青春期的評估與成長，相對複雜且重要，也因此我們會在後面有

單獨的章節進行探討。

這個時期也是預防兒童肥胖的重要階段，我們要確保孩子保持均衡的飲食和足夠的體育活動，在這個時期養成良好的飲食習慣的健康體態，才能為後續的成長衝刺累積充足的。

◆ 青春期～18歲：青春期的成長衝刺

青春期是孩子身高和體重增長的另一個高峰期。根據衛福部的資料，男孩在青春期一年身高增長最高峰可達到 10～12 公分／年，而女孩則可以達到 9～11 公分。

體重的增長則因性別和個體差異而有所不同，一般男孩每年增加約 5～6 公斤，女孩增加約 4～5 公斤。這個時期也是性發育的關鍵階段，營養需求大幅增加，但是對於飲食的認知或對健康的概念還很缺乏，因此臨床上常見到這個時期的孩子胡吃海塞、一路發福，進而變成肥胖的青少年、同時損失身高的發展潛能。

在這個時期，建立合理的飲食與健康的生活習慣尤為重要，更會直接影響到後續是否會成為肥胖成人、或者滿身病痛的三高候選人。

在成長的這段長跑之中，每個路段都有獨特的節奏跟挑戰，從嬰兒期的快速成長，到學齡期的穩定發展，再到青春期的最後衝刺，每個階段都有其獨特的重要性跟注意事項。我們先了解這些成長的關鍵節點，並注意觀察生長曲線的變化，更能夠及早發現潛在的問題，及時作出相應的調整。

3

被忽略的重要指標 BMI：
孩子與成人的巨大落差

▌身高與健康關係會有盲點，僅關注身高是遠遠不夠的

除了了解正常的成長速度，懂得如何評估孩子的身高狀態外，還有一個重點時常被忽略。

在孩子的成長過程中，身高常常是家長們最關注的焦點，門診中也常遇到爸媽一進來就問：「為什麼孩子最近的生長速度變慢了、或是為什麼不如從前領先了？」但卻沒有看到孩子另一個顯著的問題——體態。

就像在一場馬拉松比賽中，以為一開始跑得快就代表佔據領先位置一樣，孩子長得高常常被視為健康和成功的象徵。然而，僅僅專注於孩子能不能「跑得快」是遠遠不夠的。更關鍵的是，他們是否能夠「跑得更遠」，也就是說，我們關注的是以最好的狀態抵達終點，長出遺傳當中的最好模樣，而不只是短程的領先。

◆ 只看速度，不看燃料

長高就像跑步的概念，我們納入考慮的不只是當下的速度，更是最

後能跑多遠。

小時候跑過 800 公尺或 1600 公尺的話,可能會有類似的經驗,如果一開始當作百米衝刺,遙遙領先當然很高興,但等最終衝刺時,就只能虛脫地看著其他人一個個超越過去。成長也是這樣。

想像孩子的身體就像一輛高速運轉的車,燃料是他們的健康資源與發育潛能。過量的脂肪細胞,會讓孩子的內分泌加速,就像是當孩子進入肥胖狀態時,車子突然加大了油門,燃料消耗得非常快,讓他們在一開始看起來速度很快(身高迅速增長),但由於燃料過度燃燒、甚至快到變成空轉(骨齡成熟程度遠超過身高增長),這輛車很快就會面臨燃料不足的危險,進而停在半途,去不到原先的目的地(遺傳身高)。

這樣的情況會導致孩子雖然一開始領先,但最終因為能量耗盡而無法完成賽程。這是我們只關注身高而忽略體態時,可能錯過的關鍵警訊。

◆ BMI:孩子健康成長的輔助指示燈

現在我們知道體態的重要性,那到底如何更好地評估體態呢?

在門診中我指出孩子的身高和體重不成比例增長時,爸爸媽媽可能會表示確實最近覺得孩子越來越「有肉」,或者覺得孩子就是成長中所以變成「壯壯的」。往往當我指著超出肥胖標準的 BMI 數據,爸媽們才會意識到體態問題、甚至進一步發現一大堆先前忽略了的併發症,比如睡眠呼吸中止症或黑色棘皮症。

大家常問我,「那我的小孩應該多重?」我會回答:「我們不是看體重數字來評估的。」因為孩子們是持續成長的個體,而且每個人身高都不同,並不適合單純用體重的百分位去做評估。這時候我們會用 BMI 的百分位去做評估。需要特別注意的是,孩子們的 BMI 標準值跟大人差別非常大!

◆ 孩子的 BMI 在高中才跟成人相近

BMI 在兒童體態評估尤其重要，主要是因為它提供了一個簡單而有效的方式來識別肥胖和體重不足，並且可以在日常健康檢查中容易地應用，每學期在學校的測量都可以得到這個評估數值。

BMI 的數值來自於體重（公斤）除以身高（公尺）的平方，需要對照年齡和性別來評估兒童和青少年的體態狀況。

很多爸爸媽媽都知道，成人的 BMI 超過 24 為過重、超過 27 為肥胖，所以門診中有很多爸媽都會說孩子的 BMI 現在才 20 出頭，不胖！然而，因為孩子們還在成長，身高也不比成人，BMI 的標準範圍是遠遠低於成人的。

在下頁我們來看看衛服部公告的兒童 BMI 標準範圍表格。

當我們檢視這個表格會發現，在幼稚園到國小階段，孩子們正常的 BMI 大概就在 14 ～ 16 之間，國小到青春期則大約在 15 ～ 18 之間。到國中階段，兒童的過重也是在 22 上下，超過 24 ～ 25——也就是成人剛剛過重的數字，對孩子來說就已經是肥胖了！

一直到高中階段，孩子在過重的 BMI 才會是接近成人的 23 ～ 24 之間，但肥胖的 BMI 臨界值依然在 25.5 左右，遠少於成人的 27。

兒童及青少年生長身體質量指數（BMI）建議值

年齡	男性 過輕 BMI <	男性 正常 BMI 介於	男性 過重 BMI ≧	男性 肥胖 BMI ≧	女性 過輕 BMI <	女性 正常 BMI 介於	女性 過重 BMI ≧	女性 肥胖 BMI ≧
0.0	11.5	11.5-14.8	14.8	15.8	11.5	11.5-14.7	14.7	15.5
0.5	15.2	15.2-18.9	18.9	19.9	14.6	14.6-18.6	18.6	19.6
1.0	14.8	14.8-18.3	18.3	19.2	14.2	14.2-17.9	17.9	19.0
1.5	14.2	14.2-17.5	17.5	18.5	13.7	13.7-17.2	17.2	18.2
2.0	14.2	14.2-17.4	14.4	18.3	13.7	13.7-17.2	17.2	18.1
2.5	13.9	13.9-17.2	17.2	18.0	13.6	13.6-17.0	17.0	17.9
3.0	13.7	13.7-17.0	17.0	17.8	13.5	13.5-16.9	16.9	17.8
3.5	13.6	13.6-16.8	16.8	17.7	13.3	13.3-16.8	16.8	17.8
4.0	13.4	13.4-16.7	16.7	17.6	13.2	13.2-16.8	16.8	17.9
4.5	13.3	13.3-16.7	16.7	17.6	13.1	13.1-16.9	16.9	18.0
5.0	13.3	13.3-16.7	16.7	17.7	13.1	13.1-17.0	17.0	18.1
5.5	13.4	13.4-16.7	16.7	18.0	13.1	13.1-17.0	17.0	18.3
6.0	13.5	13.5-16.9	16.9	18.5	13.1	13.1-17.2	17.2	18.8
6.5	13.6	13.6-17.3	17.3	19.2	13.2	13.2-17.5	17.5	19.2
7.0	13.8	13.8-17.9	17.9	20.3	13.4	13.4-17.7	17.7	19.6
7.5	14.0	14.0-18.6	18.6	21.2	13.7	13.7-18.0	18.0	20.3
8.0	14.1	14.1-19.0	19.0	21.6	13.8	13.8-18.4	18.4	20.7
8.5	14.2	14.2-19.3	19.3	22.0	13.9	13.9-18.8	18.8	21.0
9.0	143.	14.3-19.5	19.5	22.3	14.0	14.0-19.1	19.1	21.3
9.5	14.4	14.4-19.7	19.7	22.5	14.1	14.1-19.3	19.3	21.6
10.0	14.5	14.5-20.0	20.0	22.7	14.3	14.3-19.7	19.7	22.0
10.5	14.6	14.6-20.3	20.3	22.9	14.4	14.4-20.1	20.1	22.3
11.0	14.8	14.8-20.7	20.7	23.2	14.7	14.7-20.5	20.5	22.7
11.5	15.0	15.0-21.0	21.0	23.5	14.9	14.9-20.9	20.9	23.1
12.0	15.2	15.2-21.3	21.3	23.9	15.2	15.2-21.3	21.3	23.5
12.5	15.4	15.4-21.5	21.5	24.2	15.4	15.4-21.6	21.6	23.9
13.0	15.7	15.7-21.9	21.9	24.5	15.7	15.7-21.9	21.9	24.3
13.5	16.0	16.0-22.2	22.2	24.8	16.0	16.0-22.2	22.2	24.6
14.0	16.3	16.3-22.5	22.5	25.0	16.3	16.3-22.5	22.5	24.9
14.5	16.6	16.6-22.7	22.7	25.2	16.5	16.5-22.7	22.7	25.1
15.0	16.9	16.9-22.9	22.9	25.4	16.7	16.7-22.7	22.7	25.2
15.5	17.2	17.2-23.1	23.1	25.5	16.9	16.9-22.7	22.7	25.3
16.0	17.4	17.4-23.3	23.3	25.6	17.1	17.2-22.7	22.7	25.3
16.5	17.6	17.6-23.4	23.4	25.6	17.2	17.2-22.7	22.7	25.3
17.0	17.8	17.8-23.5	23.5	25.6	17.3	17.3-22.7	22.7	25.3
17.5	18.0	18.0-23.6	23.6	25.6	17.3	17.3-22.7	22.7	25.3

如果覺得自行運算較為麻煩，衛服部也有提供線上版的兒童及青少年版 BMI 計算機，網址如下：https://km.hpa.gov.tw/ChildBMI/ChildBMI.aspx。

兒童及青少年版 BMI 計算機

◆ **如何透過 BMI 辨識不健康的成長模式？**

我們現在知道 BMI 可以做為輔助辨識的指示燈，告訴我們孩子是否有肥胖問題、處在燃料過度消耗的風險之中。BMI 位於過重與肥胖的孩子，即使現在長得好，油箱的燃料也持續在損耗，需要進一步採取介入的措施，才能讓孩子健康長遠地走到終點。

在接下來的章節，我們會逐步教你養成正確飲食及生活型態，帶大家了解如何改變、建立成長的好體態：

除了既有的肥胖疾病之外，有一些不健康的成長模式，也可以藉助身高體重等等徵象進行辨識：

• 持續上升的 BMI 百分位：當我們定期紀錄的 BMI 持續飆升，就代表孩子最近的生活方式出了狀況，像是零食飲料的失控、宅在家的靜態生活或是熬夜大吃，這是孩子過度燃燒健康資源的早期信號，這時候需要重新審視孩子的生活方式。這個狀態尤其常在青春期出現，在趨勢出現的早期，及時的介入調整，會有更好的結果。

• 不成比例的身高和體重增長：如果孩子的體重增長速度遠超過

身高,即使目前身高成長的速度有變快,也需擔心是否有內分泌失調等問題。就像是車子被猛踩油門,一開始衝得快,但燃料消耗得更快,就像車子的引擎被過度使用後可能熄火一樣,孩子的身高增長可能提早停止。

● 身高突然增長合併過早的性徵出現:肥胖會導致提前進入青春期,而青春期的成長速度會遠超越國小未進入青春期前的孩子,也就是提早進入最終加速階段。

所以當長期穩定的身高成長突然暴衝,有時候合併食慾變好、BMI 上升,加上性徵的出現,就要當心是否孩子過早進入青春期。

藉由 BMI,我們可以更量化地評估孩子的體態,並反映成長過程中潛在健康問題,幫助我們更早地發現孩子成長中的偏差。

在接下來的章節中,我們進一步來聊聊,孩子的 BMI 亮紅燈時需要檢視的面向,幫助大家初步檢視目前的生活中有哪些常見的問題,及時調整、預防體態亮紅燈。

4

BMI 亮紅燈：
飲食、活動、睡眠與家庭的交互結果

　　當我在診間指出孩子開始攀升、斜率持續向上的 BMI 百分位曲線，跟爸爸媽媽們提出警訊時，有些爸媽對自己不健康的生活心裡有數而露出心虛的表情，但大多數的爸媽，腦袋冒出來的就是：「為什麼？」他們感覺孩子沒特別做什麼、全家最近也沒特別吃什麼，怎麼就胖了呢？

　　其實，有時候就是沒做什麼才讓不健康的一些習慣持續下去，負面效應日積月累、疊加的結果就越來越顯著——體重增加了。

　　孩子 BMI 過高不僅僅是體重的問題，更是整體生活方式和文化觀念的結果。在台灣，兒童肥胖問題的根源往往藏在日常生活的細節裡：從學校門口的炸物小吃、隨處可得的含糖飲料、上下學無微不至的接送，再到我們對睡眠不足的危害缺乏認知。

　　對專業醫師來說，飲食、活動、睡眠都是兒童成長的重要因素，在後面的章節，我們會更加細緻地從這三個面向告訴大家如何做，本篇我們會從 BMI 失控的初期開始，列舉臨床上最常見的狀況，供大家快速篩查出根源。而家庭的觀念或環境，則會影響這些面向的實際做法。也因此，我們從這三個面向出發，談談常見的問題。

台灣兒童三大飲食問題：脂肪多、飲料多、蔬果少

◆ 飲食脂肪比例偏高：每日脂肪攝取超過總熱量 30%

根據台灣的國民營養健康狀況調查，台灣的學齡孩子們平均每日攝取的脂肪佔總熱量之百分比，無論是國小、國中或高中都超過 30%，隨著年齡的增加，脂肪的占比還會持續上升。

我們一般建議的三大營養素比例，約為碳水化合物 50～60%、蛋白質 20%、脂質 20～30%，也就是說，孩子們的脂質攝取是長期超標的。

油脂產生的單位熱量是三大營養素中最多的，長期的脂質過量更可能造成高血脂和心血管疾病風險，那麼脂肪從哪裡來？

我們前面提到過，油炸食品的攝取在國中小學生的盛行，因為缺乏正確的營養觀念，調查發現高達，在過去三十天裡，有 16% 的學生每天都吃至少一次高油脂食物。

此外，最常見的地雷的其實是隱藏在小吃中油脂，比如煎餃、蔥油餅、滷肉飯，都隱藏著許多油脂，卻是大家外食的常見選項。

在門診中，問小肚子一點都不小的孩子們是否常常吃滷肉飯或牛丼飯，大概有八成機會收穫「哇你怎麼知道！」的表情。也因此，從審視飲食結構開始，計算孩子們的營養素占比，時常會有意想不到的發現，進而得到調整的方向。

◆ 含糖飲料過多：隱形的熱量來源

前面也有提到，含糖飲料是另一個推動兒童 BMI 上升的重要因素。市面上廣受兒童喜愛的手搖飲、碳酸飲料和果汁，不僅含有大量的糖分和熱量，還容易導致孩子在飲用後容易因血糖波動而更感飢餓，再吃下更多高熱量食物。

單是在十年前的國健署調查就發現，高達 48.2% 國小學生每週至

少喝一次含糖飲料，19.5% 的國小生每天喝至少一次以上！更可怕的是 95% 的國中生每天至少喝一次含糖飲料，甚至有 55% 國中生每天喝兩次，考慮到近年的手搖飲店發展蓬勃，這個數字可能還持續上漲。

這些飲料中的糖分和卡路里遠超孩子的每日需求，就算是新鮮果汁、多多或是蜂蜜檸檬，這些常常被貼上健康標籤的飲品，其實也都是含糖飲料，這些飲料往往是在學校或是課後攝取的，如果沒有特別詢問，很可能沒有被納入計算與考量，造成家人疑惑：怎麼沒吃什麼卻又胖了？

攝取甜飲料的習慣，除了導致肥胖，更會抑制生長激素的正常分泌，進一步危害孩子的成長發育。

◆ 蔬果攝取不足：均衡飲食的缺失、缺少纖維造成腸道問題

我還記得，有一陣子因為廣告的關係，「蔬果五七九」這句口號傳遍大街小巷。但大家常常不知道，五七九的口訣，就是每日所需要攝取的蔬果量：兒童五份、女性七份、男性九份。

這當中的蔬菜比例要大於水果，一般建議每日蔬菜至少要三份，也就是至少三個半碗的熟蔬菜。但是每日攝取足夠的蔬菜的孩子還不到四分之一。

當纖維攝取不足，孩子更會容易餓，而原本屬於健康的蔬菜的飲食份量，往往被高脂肪和高糖食物取而代之，長期不僅會增加體重問題，還可能導致其他健康問題，進一步影響成長發育，比如維生素缺乏、消化不良和便祕，這些也都會影響孩子的身高成長。

我會建議，從現在開始，給孩子一個觀念：每餐都要看看，自己是不是有吃到比一個拳頭多的蔬菜。

缺乏運動、接送上下學與螢幕前的靜態生活

我們前面提過，孩子們的建議運動量是每日 60 分鐘，但只有 23% 的孩子有達成。很多孩子唯一的運動機會是體育課，我們往往也認為學校有體育課，孩子應該有在運動吧？調查顯示，只有 3.7% 的孩子每週上到三天的體育課。

運動習慣的養成，我們在後面的章節會有更深入的解說，但除了運動之外，我們也同樣強調「**身體活動**」——也就是孩子們日常作息，到底有沒有「除了久坐以外的身體動作」？

因為社會的發展變遷，自行走路或騎腳踏車上下學的習慣在近年越來越少見，孩子們多半都是汽機車接送到校、接送到補習班、接送到家，這是我們對孩子的疼愛，但也減少了孩子基礎的活動時間。

現在只有不到一半的孩子有步行或騎腳踏車上下學，讓孩子們在生活中缺乏活動的機會，越來越靜態，也越來越不習慣身體的動作。

我會建議，如果 10 到 20 分鐘內的步行或腳踏車距離，交通狀況允許下，讓孩子自行上下學就會對代謝有非常大的幫助。那沒在活動的時間，大家又在做什麼呢？就像前面提到的：滑滑滑。

台灣孩子有 74.6% 的孩子在平日一天超過 2 小時坐著活動，這並不是指上課看書，而是看電視、打電腦、打電動等等的靜態活動；而且有超過一半的孩子是單純為了打電動而非學校相關作業而使用電腦。但兒科醫學會建議的螢幕時間在每天 2 小時以下。

螢幕用越久、不活動的時間越久、同時，常常打電動看電視會搭配零食或飲料，只有眼睛跟手在活動，嘴也會比較閒不下來，經年累月下來，BMI 的上升就會越加顯著。即使有心控制體態，過長的螢幕時間會讓人無意識地進到增胖的漩渦之中。

▌越夜越餓，越晚睡越肥胖

「我也知道吃消夜不好，可是每天晚上他都喊餓，還會餓到睡不著！」這是我近年在門診問完近期飲食失控點時，爸媽告訴我的困擾。

當孩子常在深夜喊餓的時候，我們要先檢視兩件事：

1. 是不是晚餐吃不夠、晚上隨便吃，導致很快就餓了，等著吃消夜？
2. 是不是太晚睡了？五點多晚飯吃完，一直到晚上十一點都還沒睡，已經隔了六個小時孩子當然會覺得餓。

國小的孩子下課已經九點、到家滑個手機十點，因為太晚了，就越來越餓，開始在家中翻找可以吃的東西，但這麼晚了，剩下的食物很可能就是宵夜攤的炸物小吃，或者零食櫃的餅乾、甜食。

在不健康的時間吃了很多不健康的食物，然後肚子飽飽的、血糖高高的去睡覺，攝取的熱量大多數轉化成脂肪，甚至進一步因為糖分壓抑了生長激素的分泌。研究也發現，越是晚睡，人類的代謝狀態越會傾向於肥胖與代謝症候群，同時會更傾向於選擇高熱量的不健康食物。

但睡眠的問題不只是時間不夠，入睡的時間也是一大重點，會大幅影響孩子的內分泌狀態。當我們能讓孩子早點睡，對消夜的要求就消失了，甚至孩子在出門前可以好好享受早餐，進而能穩定體態與成長。

我們在後面睡眠的章節，會著重講解內分泌的影響，以及實際的睡眠建議，大家可以參考著調整孩子的作息，養成適合成長的好習慣。

我常常跟孩子說：多做那一兩道題、多看那一兩個影片，不會多考幾分，卻會讓我們終生的健康倒扣許多分。

飲食、活動、睡眠，這三個最基礎但是最常 NG 的面向，我們到這裡進行了初步、快速的審視，在有顯著問題的部分，就可以跳到後續針

對性的章節，得到正確概念以及更具體落實的作法。但當孩子失控到某個程度時，我們就需要醫療的及時介入，才能挽救孩子的健康。

5

應該就醫的肥胖徵象：
身體的火災警報

當 BMI 超標到某個程度時，肥胖不僅僅是體態的問題，它會帶來更多潛在的疾病跟健康風險。有些症狀暗示著可能的疾病，如果沒有警覺，可能會對孩子的長期健康造成不可逆的損害。

▌肥胖就是第一聲警鈴

台灣兒科醫學會的指引告訴我們，當孩子的 BMI 超過 95 百分位時，也就是進到肥胖範疇時，就應該要到醫療院所進行評估。

尤其是當 BMI 是 95 百分位值的 120% 時，則為「重度肥胖」，通常伴隨著其他的代謝異常和健康問題，如高血壓、高血脂和胰島素抵抗，這些問題長期下來可能導致糖尿病、心臟病等重大疾病，也因此更需要接受醫療評估，制定具體的減重計劃，避免進一步的健康惡化。在小學前，肥胖的孩子會需要進行血壓跟血脂的檢測，而在 9 歲以後，則是血壓、血脂、血糖，以及肝指數都要一併進行檢測，以及早發現並調整代謝性疾病的發生。

◆ 洗不乾淨的脖子：黑色棘皮症

在門診中指出孩子脖子的黑色印痕時，家長都會反應是因為孩子沒

有好好洗澡。但往往孩子都很無辜，這些不是可以洗掉的汙垢，而是黑色棘皮症。

黑色棘皮是一種典型的肥胖相關徵象，常常出現在脖子、腋下或其他皮膚摺疊處，表現為皮膚變得粗糙、變黑，這是一個胰島素抵抗的早期警訊，意味著孩子的代謝系統已經出現了問題。

這類症狀的出現不僅僅是外觀的改變，它反映了體內激素失衡，可能是第二型糖尿病的前兆。因此，當有肥胖問題的孩子在脖子或腋下等皺褶處出現皮膚異常變黑或變厚時，應該立即就醫檢查。

◆ 三多一少：糖尿病來敲門

當胰島素阻抗的問題持續惡化，或是家族本身就有糖尿病史、孩子有更高的糖尿病風險又沒有良好的體態控制時，下一步就可能有非常可怕的症狀發生。

三多一少，也就是多吃多喝多尿，可能合併體重減輕，就是糖尿病典型的早期徵象。如果注意到孩子突然變得特別口渴、頻繁上廁所、甚至會喝水喝到到半夜都要起來跑廁所，或者一直有肥胖問題，明明食量變大但體重卻減輕，這些都可能是糖尿病的早期警訊。肥胖兒童更容易發展成為第二型糖尿病患者，因此，這類徵象應該引起高度警覺，並盡快就診。

◆ 肥胖紋或紫羅蘭色條紋

肥胖紋，長得很像媽媽們熟悉的妊娠紋或生長紋，但它們也是兒童肥胖的徵象之一。這些紋路是因為皮膚快速被撐開，導致膠原纖維繃斷而產生，通常出現在大腿、腹部或手臂等脂肪堆積的地方，並且通常是平行於軀幹的紋路。當孩子在短時間內體重大幅增加時，皮膚無法及時適應，脂肪會將軀幹或肢體的皮膚撐裂，出現這種紋路。

雖然肥胖紋本身不會對健康構成威脅，但它是快速增重的外在表

現，反映了孩子新陳代謝系統的嚴重失控！更可能暗示合併其他內分泌疾病，要盡快就診。

◆ 永遠睡不飽，鼾聲像打雷：打呼與呼吸中止症

肥胖會影響到孩子的呼吸系統，特別是睡眠時的呼吸。打呼是許多肥胖兒童常見的問題，而更嚴重的情況可能導致睡眠呼吸中止症，也就是孩子在睡眠時，因為呼吸道被脂肪阻塞而暫時停止呼吸導致缺氧。這種情況不僅會影響睡眠品質，更會影響心血管健康，長期增加猝死風險，也會對孩子的認知功能和學業表現產生負面影響。應該尋求專業醫療評估。

◆ 內褲有味道、遮遮掩掩的撓抓：會陰部念珠菌感染

一個很常被忽略的狀況，或者孩子常常難以啟齒的狀況，就是會陰部的感染。會陰部念珠菌感染，是一種真菌感染，常常出現在肥胖兒童身上，特別是會陰部或皮膚摺疊較多的部位。

肥胖兒童往往容易出汗，加上皮膚摺疊處潮濕溫暖，容易成為念珠菌的溫床。這種感染會導致皮膚紅腫、發癢，甚至產生破皮。孩子們有時候遮遮掩掩地抓，又會讓情況更嚴重，這些問題不僅是外表上的困擾，也可能進一步引發感染。

因此，當孩子持續內褲有味道、或者反映會陰部搔癢時，應該立即尋求醫療幫助。

◆ 過早性徵發育、多毛症：青春期早熟

過早的性徵發育是肥胖兒童常見的另一個健康問題。

肥胖會導致體內脂肪細胞過多，這些細胞會產生類似性激素的物質，從而引發性徵提前發育。女孩可能會過早出現乳房發育或月經初潮，男孩則可能過早出現陰毛或其他男性特徵。

當我們發現女性早於 8 歲、男性早於 9 歲出現性徵時，應該高度關注並即時就醫評估。

　　關於性徵的評估，我們在後續的青春期章節，會更近一步地帶大家了解。

第三章

長高猶如蓋房子，
身高發育的關鍵機制與迷思

1
內分泌如何讓孩子長高

前一個章節了解完生長曲線判讀方式與孩子們的成長速度,接下來,我們就可以更深入地了解,是什麼因素主導成長、什麼是成人身高決定關鍵?

體質以及內分泌狀態是最重要的關鍵因子,內分泌狀態反映了孩子的健康程度,與生活習慣等各種環境因素交互影響的結果。

在進入幫孩子養成長高體態的實際做法前,我們先簡短地綜觀整個成長與內分泌運作的機制,才能更理解每個環節,更好地調整改善最終的結果,也就是我們在意的身高與健康。

▍了解成長的驅動因子:身高遺傳、生長激素與甲狀腺素

為了要更好地讓爸爸媽媽們理解身高的發育與內分泌之間的複雜關係,我通常會用蓋房子來比喻:

基因是工程藍圖,內分泌的各種荷爾蒙是工頭和建築所需要的施工工具,而營養就是建材。以下,我們就針對每個細項進一步介紹:

◆ 工程藍圖:身高遺傳

我們說的遺傳體質、也就是整個工程的藍圖,大約佔到最終身高的

70～80% 決定因素，基因會告訴身體，我們這棟樓的目標大概蓋到哪個區間的高度，當中也包含預期工程時間的快慢。

比如我在小學四年級時還排在大概 75 百分位的地方，並不是最高，但也不矮；因為生在一個爸爸 175 公分、媽媽 170 公分的家庭，我的遺傳身高是高的，只要我有按照我的遺傳健康生長，就矮不到哪裡去。

而我在小五升小六才進到青春期，相對是偏慢的，這也是我的基因藍圖告訴我的身體：「慢慢來，我們蓋樓的速度比人家慢一些，但是每層樓都蓋得高一些，我們有自己的時間軸。」

當基因藍圖規畫的衝刺時間到了時，我全身的內分泌都動起來，把建材搬運到正確的地方，開始加速蓋高樓，一路就衝到了遠超過 99% 人的 176 公分。

那遺傳身高到底怎麼計算呢？

基於遺傳來自爸媽一人一半的科學假設，有一個簡單的公式可以幫助家長大致預測孩子的遺傳身高：

男孩的預測身高＝（父親身高＋母親身高＋13）÷2
女孩的預測身高＝（父親身高＋母親身高－13）÷2

而這個預期身高，在 ±6～8 公分的落差之內，都是正常的。

預測身高的公式是基於父母的身高來計算的，因為普遍來說男生高女生約 12.5～13 公分，因此將爸媽的身高還原成跟孩子同性別來進行平均，就會是預期孩子拿到的身高遺傳。

但實際上每個孩子的身高發展都會受到許多因素的影響，基因不一定會這麼剛好拿到一半，就像我們有一百個硬幣，假設正面向上是長高的基因，最大的可能性是拿到一半的正面向上，但也有可能就不湊巧，擲到 99 個反面、只有一個正面，也因此這個公式反映的是遺傳大概率的身高範圍。

舉個例子，我的父親身高是 175 公分，母親身高是 170 公分：

男孩的預測身高＝（175 ＋ 170 ＋ 13）÷ 2 ＝ 179 公分（範圍 ± 6 ～ 8 公分，即 171 ～ 187 公分）

女孩的預測身高＝（175 ＋ 170 － 13）÷ 2 ＝ 166 公分（範圍 ± 6 ～ 8 公分，即 158 ～ 174 公分）

由這個公式可以發現，我弟的身高 185 公分，幾乎到達了他的預測範圍的高值，而我甚至超出了我的預測身高，達到 180 公分。

因為基因確定了身高的潛力，而後天的環境條件則決定了能否達到、甚至超出這個潛力，其他的因素會共同影響最終結果，包括營養、生活方式、健康狀況以及內分泌功能。

我弟在青春期的良好體態與運動習慣，讓他可以達到一個很理想的身高，而我在青春期大量的運動與不可思議的近 10 小時睡眠，也讓我達到超越預測的身高。

因此，基因遺傳是藍圖，也許會決定八成左右的最終高度，但這個工程是有彈性的，假設施工狀況良好，每層樓都多蓋高一些、在關鍵時候工人們更賣力蓋得更紮實更高，最終施工出來會比預期來得更好，這也是我們會強調體態與健康重要性的主因。

◆ 建築工頭：生長激素：負責建造的核心力量

每次世足賽之後，成長門診就會出現嬌小孩子的爸媽，詢問梅西小時候長不高、後來打了長高的那個東西──「生長激素」。

在藍圖規劃好之後，就要靠工人們去打造出最終的成果，工人們如何施工將會決定房子的建造速度與高度，而在這個成長的「建築工地」上，生長激素（GH）就扮演著工頭的角色。

它不直接參與施工，但卻負責指揮和協調細胞這些「工人」，讓骨骼進行增長。生長激素及下游荷爾蒙「生長因子」會到孩子們的生長

板，給軟骨細胞成長下指令，當工頭下達指令時，細胞們會迅速行動起來，增殖並擴展骨骼中的軟骨，藉由持續的軟骨成長與骨化，促成身高的發展。

◆ 生長激素的分泌規律

生長激素這位工頭主要在晚上工作，尤其是在孩子深度睡眠時，它會發揮最大功效，尤其在晚上 10 點到凌晨 2 點，是工頭召集工人們趕工的最佳時機。我們每天的生長激素分泌，有六到七成都在夜間深睡時。

近年常見來門診的孩子，主訴最近半年幾乎沒怎麼長高，透過檢查和追問日常生活，我們往往會發現他在前一段時間經常熬夜玩電動、加上睡眠時間不足，導致他的生長激素分泌不足，身高增長因此受到限制。

後來經過作息的調整和睡眠時間的增加，過了一段時間身高增長就可能比較恢復。這正是因為「工頭」們終於得到了足夠的出場時間，能夠有效工作了。但前面黃金時期應該飆長的身高，仍然會損失些許。因為在那段時間，工頭沒辦法充分發揮功能，指揮工人建得扎實又夠高，也因此那層樓、甚至那幾層樓的成果，就差強人意。

◆ 缺乏生長激素的情況

如果孩子的生長激素分泌不足，工頭就無法有效指揮施工，這會導致孩子的生長速度明顯落後於同齡人，身高百分位舊會一路下降、每年成長速度不到 4 公分，身體其他內分泌代謝也會顯著受影響，比如容易有低血糖、骨骼發育不全、肌肉少脂肪多等等狀況，這種情況被稱為生長激素缺乏症，也就是大家常問的梅西小時候患有的矮小疾病。

◆ 施工不可或缺的工具：甲狀腺素

除了工頭，工人們還需要有效的工具和運輸系統來確保建材能及時送達，這就是甲狀腺素的功能。甲狀腺素是由在脖子處的甲狀腺分泌的一種激素，負責促進新陳代謝並為骨骼和組織生長提供能量。

在成長時期，它就像建築工地的運輸和施工工具，確保營養（建材）能夠及時運送到需要的地方，並且被以正確的速度取用，這個功能在各個年齡都需要。如果甲狀腺功能不足，整個身體的新陳代謝就會變得遲緩，像是工地的運輸工具出現了問題，建材無法及時送到，即使房子的工人再有能力也無法正常施工，醫學上稱這種情況為甲狀腺功能低下症，會導致疲勞、肥胖、身體水腫等等問題。

在孩童時期除了上述這些狀況，更會導致生長遲緩，並可能伴隨疲勞、智力發育遲緩等問題，造成俗稱的「呆小症」。

幸好，這種情況可以透過抽血檢驗發現，進而採用甲狀腺素口服補充來進行治療，藉由補齊工地上的施工工具，確保施工能夠正常進行。

如果因為上面介紹的這些荷爾蒙分泌異常，影響到成長發育，就會進入需要醫療介入的狀況。我們在後續的醫療介入章節中，會有更詳細的介紹，讓大家了解會需要的檢測與治療。

2

影響長高的核心因素與迷思破解

了解完內分泌是如何主導我們的成長發育的，接下來我們來討論在實際生活中，這些重要的驅動因子是如何交互運作的。

在這個章節中，我們會用常見的十二大成長迷思作為指引，一步步帶著大家破解這些迷思，進而了解到真正的成長要素，更進一步帶到骨齡與體質，建構正確觀念。

常見 12 大成長迷思

◆ 迷思 1：父母不高，孩子矮也是合理

醫生這樣說：遺傳固然在身高占據重要角色，但仍有其他影響因子，尤其疾病可能讓孩子持續矮小，如果當前身高發育遠小於遺傳預期身高，就要先就醫排除疾病。

許多爸媽有遺傳的觀念，知道父母的身高對孩子的最終身高有高度影響，因此在孩子生長曲線持續落後、甚至掉落不到 3 百分位時，也認為是正常。

但這是一個比較危險的狀況，雖然遺傳確實在身高發育中起著重要作用，卻不是唯一的決定因素，就像上一節提到的，孩子的預期身高可

以藉由爸媽的身高推測，但其餘的部分還取決於孩子的生活方式和健康狀況，比如內分泌、營養、運動、睡眠等。

假設孩子預測的身高在成人群體中為第 20 百分位，實際上目前的生長曲線卻不到 3 百分位，也就是掉落超過兩條百分位線（重點百分位線為 97、85、50、15、3 百分位，穿過兩個重點百分位線為警訊），那這很可能代表著孩子有內分泌或其他疾病狀況，導致孩子發育異常，如果只是一味等待，不只最終可能比爸媽更矮許多，更可能造成不可逆的身體傷害，要特別留意。

◆ 迷思 2：孩子一定會比爸媽高

醫生這樣說：下一代不一定會比上一代高，這需要取決於孩子的遺傳和生活習慣。如果孩子在成長過程中沒有適當的營養、運動和良好的生活習慣，可能會導致最終身高低於預期。

我常常遇到許多爸媽問我，不是說一代高於一代嗎？

通常我們會認為，隨著生活水平的提高，孩子自然會比父母高，這是「進步」的象徵；然而，這個觀念並非完全正確。

雖然現代孩子的「平均」身高確實比上一代更高，但這是由於醫療、營養、和生活條件的整體改善所致，並不是因為基因發生了變化。

孩子的最終身高依然會以爸媽身高各貢獻一半的方式預測，如果另一半的身高並不是特別高，那孩子的身高就會有一些修正。

此外，如果個別孩子在成長過程中缺乏均衡的營養、運動不足，或經常熬夜等不良生活習慣，他們的最終身高很可能低於父母的預期。

尤其是在現代社會中，含糖飲料和高熱量食物攝入過多，加上缺乏運動，這些因素不僅影響孩子的體重，還可能抑制生長激素的分泌，進一步影響孩子的身高潛力。因此，家長應該更加關注孩子的生活方式，確保他們獲得足夠的營養、運動和良好的睡眠，才能幫助孩子實現他們

的遺傳潛力。

◆ 迷思 3：小時候矮，長大也不會高

醫生這樣說：小時候的矮不是真的矮，小時候的高不是真的高。孩子小時候的身高並不能完全代表孩子的最終身高，有些孩子在幼兒時期的生長速度較慢、比較晚熟，但進入青春期後會有顯著的增高空間。

時常看到不少爸媽因為孩子在幼兒階段長得比較矮小，就擔心孩子以後無法長高，甚至常常因此過度干預，買了大量的營養品或是拚命要把孩子養胖，但這樣的焦慮可能反而對孩子不利。

事實上，孩子的生長速度是因人而異的，每個孩子的生長曲線和速度都有其獨特性，體質晚熟的孩子可能會在小學階段一直排在較矮的位置，青春期也比其他人更晚到來，但青春期到來後，他們的身高會快速增長，一路衝刺回到基因藍圖預定好的百分位。

我們需要先確認孩子的生長曲線保持穩定，並且每年生長速度不低於 4 公分，以及是否有顯著落後於遺傳身高的狀況。如果十分擔心，在進行干預前，也應該先就醫確認孩子的身體狀態及內分泌狀態，而不是一味追求短期效果，反而讓孩子陷入肥胖的陷阱，尤其不建議長輩過早要求比拚同屆孩子的「高胖」身材，如同我們前面提到的，太早消耗燃料，並不是好事。

倘若有顯著的長期矮小問題，建議就診確認是否存在內分泌或其他潛在健康問題。

◆ 迷思 4：大隻雞慢啼，放著就會長高

醫生這樣說：每個孩子的生長速度確實不同，但如果孩子的生長曲線持續落後，或者出現明顯停滯，就需要及時尋求醫生的幫助，進行專業評估。

跟上一題恰恰相反，門診中有時候遇到的是放任成長遲滯太久的孩子。

遇到國中了才來掛號的嬌小孩子，我都會心頭一沉，因為黃金生長期可能已經錯過了，我們能夠提供的幫助很有限，長輩一直給予的錯誤希望落空，孩子往往需要很長時間接受。

很多家長會認為「大隻雞慢啼」，只要放著不管，孩子最終會自然長高，更甚者會舉聽過的某些晚熟體質特例，告訴孩子繼續等就好了。

這個觀念在某些情況下可能沒問題，但如果孩子的身高持續低於生長曲線的標準，或者每年增高的速度明顯低於 4 公分，這就不是「慢啼」的問題了，而可能是潛在的內分泌疾病或遺傳疾病，應該及時就醫檢查。

我曾經遇到過一些家長，孩子的生長曲線已經掉到了 3 百分位以下，還是抱著「慢慢等」的心態，但事實上，孩子已經內分泌失調好幾年，來時生長板已經幾乎閉合，錯過黃金生長期，最終身高就遠遠低於預期。

所以，當生長曲線開始掉落兩條重要百分位線、身高不到 3 個百分位、或是每年長不到 4 公分時，就應該尋求專業的醫學建議，通過骨齡檢測和內分泌評估來排除潛在的健康問題。

◆ 迷思 5：靠吃 XX 就能快速長高、漏吃某些營養素就長不高

醫生這樣說：長高不僅僅依賴某些特定食物或營養素，關鍵在於全面且均衡的營養和健康的生活習慣。單靠補充某些特定的食物或營養素，無法起到單獨促進身高增長的效果。

許多爸媽常常會問：「我孩子是不是因為沒吃某些特定的食物才長不高？」或是「我是不是應該讓他多補 XX 才會長高？」

這是一個很常見被各種媒體誘導而成的迷思。

確實，營養在孩子的生長過程中起著至關重要的作用，但不是單一的某種食物或營養素能夠決定孩子的身高。比方說，有些家長認為只要多吃富含鈣質或蛋白質的食物，孩子就一定能長高，或是認為如果孩子生長得不好，是不是漏掉了某些「關鍵」的營養素。

事實上，孩子的生長需要依賴多方面的營養素，包括蛋白質、脂肪、碳水化合物、維生素和礦物質的全面攝取，而不是單靠一兩種所謂的「長高祕方」。例如，雖然鈣質對骨骼發育有幫助，但過度補鈣而忽略其他營養均衡，對於身高增長並無特別效果，反而可能造成骨齡早熟。

更重要的是，若是一味堅信吃某些食物就會長高，過度依賴某種食物或營養補充，反而可能導致營養失衡，影響孩子的健康發育。

當我們發現孩子的成長不如預期，應該首先檢視孩子的整體生活習慣，包括飲食、睡眠和運動，而不是一味懷疑是否漏吃了某些營養素。正確的做法是確保孩子有均衡的飲食、規律的作息，並通過持續的健康監控來追蹤孩子的生長狀況。

◆ 迷思 6：吃得多就能長高、先養胖才會長高、小孩就是要胖

醫生這樣說：吃得多不代表孩子就能長高，關鍵在於營養的均衡和質量，而不是單純地增加食物的攝入量；體重過重不會幫助孩子長高，相反，過多的體脂會對孩子的內分泌系統造成負擔，導致青春期提前、骨齡加速成熟，最終反而可能抑制身高發展。

我們前面花了許多篇幅，講解體脂肪過高對最終身高的不利影響。許多長輩會認為，要先吃得多才會開始長高，但這其實是導果為因，事實上發育是反過來的，當孩子進入快速成長階段，會需要更多的營養，也就會吃得更多，並不是因為吃得更多而長高的。

另外也常有長輩認為孩子只有先養胖，才有足夠的「能量」來支撐快速增高，或者認為「小孩胖胖的才可愛、健康」。這些觀念其實是錯

誤的，過高的體重不僅不利於孩子的健康。過多的體脂會導致胰島素抗性，甚至加速骨齡成熟、引發青春期早熟，使孩子的生長板過早閉合。成長的重點是健康的飲食和適量的運動，而不是追求「胖了再長」。

◆ 迷思 7：只要長高，現在胖沒關係

醫生這樣說：身高的成長確實會讓孩子的 BMI 下降，但這是在孩子們體重有維持住的狀態下，大多數狀態下，有著不健康生活習慣而體態過胖的孩子，隨著長高，會吃得更多，進而讓肥胖惡化。

很多家長認為，只要孩子有在長高，就不用擔心他們現在的體重，因此放任孩子的飲食失控，認為等長高了自然會瘦。

這種觀念其實只有部分正確，在設定體重目標的過程中，針對僅有過重而沒有到肥胖程度的孩子，我們會希望他們能維持體重，並且繼續長高，臨床上，我們也常會看到孩子維持體重後因為身高的發育，進而體態逐步正常化。

但這個良好的預期有兩個大前提：1. 孩子的體態只有過重，而不到肥胖 2. 孩子的體重要維持，也就是原先致胖的生活習慣要獲得控制，而不是繼續放任，這樣的策略才會成功。

否則過多的體脂會加速骨齡的發展，使孩子的生長板更早閉合，這意味著他們的成長期會縮短，並且在衝刺期會減少孩子的身高成長，也因此讓孩子的成長幅度差強人意，也就是，越胖越長不高，進一步稀釋掉長高對體態改善的幫助。

因此，我們更應該重視孩子的體重問題，同時管理好長高和健康體重，才能確保孩子能夠在不損害健康的前提下，達到他們的身高潛力。

◆ 迷思 8：運動過量會抑制長高

醫生這樣說：適量的運動不僅不會影響長高，反而有助於刺激生長

激素的分泌，促進骨骼發育。過度運動才可能對孩子的成長有負面影響，但這種情況一般發生在專業運動員或極度高強度訓練的情況下。

我常常遇到很多爸媽問我，不是說那個誰誰誰就是運動太多才長不高；小時候也聽說，某某武術巨星是練了很多功導致長不高。

確實，研究發現，過度高強度的運動，如長時間的訓練或過於激烈的運動、合併過低的體脂或過少的恢復時間，確實有可能干擾身體的正常生長，但這種情況一般只出現在專業運動員或長時間過度訓練的孩子身上。

以台灣來說，大多數的孩子都達不到最基本的建議標準：一天60分鐘的中等強度運動，所以我們不需要擔心孩子運動太多會「消耗掉成長所需的能量」。事實上，適度的運動對於孩子的骨骼健康和整體發育有著積極的作用。運動能促進生長激素的分泌，增加骨骼密度，促進肌肉發展，而越多的骨骼肌成長，對長高越有助益。

◆ 迷思9：長高一定要跳繩

醫生這樣說：跳繩確實是一種有效促進骨骼發育的運動，但它不是唯一的長高運動。多樣化的運動，如籃球、游泳、跑步等，都能幫助孩子提高骨骼和肌肉的協調發展，進而發揮身高的潛能。

很多家長相信「跳繩是長高的最佳運動」，所以拚命讓孩子多跳繩多跳躍，但這其實很容易弄巧成拙。

跳繩的確對下肢骨骼有促進作用，能刺激骨骼生長，也確實有研究文獻發現每天足量的跳繩、執行足夠的週數，會增進孩子的身高成長，但它並不是唯一能夠幫助孩子長高的運動，其他能夠促進全身骨骼和肌肉協調發展的運動（如籃球、游泳等）同樣有效，包含跆拳道等等運動，也都有研究發現增進身高成長的效果。

最關鍵的是：1. 強度、2. 時間。
關於如何評估強度與時間，可參考第 125 頁。

運動應該是多樣化的，我們可以鼓勵孩子嘗試不同類型的運動，而不是只盯著跳繩，讓孩子覺得每天跟我們上班要交差一樣，別無選擇，就更容易產生對運動的排斥。

◆ 迷思 10：骨齡過快一定是吃了什麼

醫生這樣說：骨齡過快主要由內分泌問題引起，鮮少由某些食物導致，比起追究食物，更應該思考孩子潛在的健康問題或生活習慣問題。

許多家長擔心孩子骨齡過快，會將這歸咎於飲食中的激素或某些特定食物。然而，骨齡過快的根本原因通常是體質及內分泌系統，除了發育過快的遺傳體質、有更高遺傳身高的孩子會傾向有更快的骨齡之外，肥胖、甲狀腺亢進、性早熟等內分泌問題都可能加速骨齡發展，甚至不運動跟過度熬夜都會增加性早熟的風險，增加骨齡過快的風險，比起一味追究某項食物，整體的生活習慣往往是更大的風險因子。

目前為止，除了肥胖、營養素過度補充、服用到雌激素藥物等等飲食相關的狀況，暫時沒有研究發現任何單一項食物在正常飲食狀況下造成骨齡生長過快。

◆ 迷思 11：骨齡早熟就要打針治療，或只要打針就好

醫生這樣說：骨齡早熟的治療不一定需要打針，打針治療也並非唯一解決方案。決定治療與否應根據孩子的具體情況、內分泌評估結果，以及長期健康需求來制定，單靠打針並不能完全解決問題。

門診中常遇到爸爸媽媽們在發現孩子的骨齡早熟後，直接要求進行

打針治療，讓孩子的骨齡「變回正常」。

但事實上，大家對於「打針」多半有誤解，治療青春期早熟的針劑，有些時候會被稱為「骨齡抑制劑」，也因此，許多人都以為這就是可以讓骨齡緩慢生長的針。然而，針劑的學名其實是「促性腺素釋放激素類似物」，也就是藉由讓大腦中樞釋放促進性荷爾蒙分泌的激素無法作用，來抑制青春期訊號的進一步釋放。

關於針劑的作用與治療起始的考量，可以參考後續的醫療章節，有更進一步的解析，這邊我們需要認知到一個重點：當孩子沒有進到青春期、骨齡的早熟不是因為「性荷爾蒙」的緣故，那針劑就「毫無效果」。

骨齡早熟的原因應該根據孩子的具體內分泌狀況、遺傳因素和生活方式來綜合考量，就像前述的骨齡早熟的可能原因眾多，最常見的除了性早熟之外，就是肥胖。針對肥胖的孩子，良好的體重管理和生活作息調整就足以讓骨齡早熟的狀況獲得控制。

◆ 迷思 12：長不高打針就好、打生長激素就一定能多長高

醫生這樣說：生長激素治療只適用於某些特定的醫學狀況，如生長激素缺乏、體質性身材矮小、胎兒小於姙娠週數且無追趕等，並非所有孩子都適合，此外生長激素也並非萬靈丹，即使治療後也要定期監測與調整劑量，並搭配建立良好生活習慣才能達成預期療效，未經專業判斷而濫用生長激素無助於長高、更有額外風險。

門診當中時常遇到爸媽們詢問打針長高，多半是聽說生長激素能幫助孩子長高，認為這是一條捷徑。但事實上，生長激素治療只有針對特定體質或醫學診斷的孩子才能有較佳的療效。比如患有生長激素缺乏症的孩子，身體無法正常分泌足夠的生長激素，需要靠外來注射補充才能達到正常的生長速度，進而發揮出應有的遺傳潛力。

對於正常孩子，自身的生長激素分泌已經充足，或是長不高的問題並不在內分泌，而是生活作息的問題，比如不運動、晚睡覺、肥胖等，這些情況下濫用生長激素無法有顯著療效，反而要讓孩子承受打針的害怕與壓力。

因此，我們應該謹慎對待生長激素的使用，只有在專業醫生的建議和追蹤監測下，對合適的孩子進行治療，而不是將其視為「長高的捷徑」。在實行針劑治療的狀況下，飲食、睡眠、運動等等健康習慣的配合，也仍是必須，否則難以收穫預期的最佳療效。

此外，當孩子的骨齡已經將近成人，生長板幾乎閉合，使用生長激素也難以得到渴望的長高效果。

第四章

吃什麼就成為什麼：
促進身高、控制體重的雙贏營養策略

1
支持身高發育的關鍵營養素

　　前面了解了作為建築工人及工具的內分泌系統與荷爾蒙，但建造大樓不只是需要完整的藍圖、好的工班，更需要充足的建材，身高發育也不僅依賴基因跟荷爾蒙，營養素的搭配比例也至關重要。

　　接下來我們會深入了解三大營養素——蛋白質、碳水化合物、脂肪的理想分配。這些營養素在孩子身上的需求與作用跟成人是不相同的，我們需要有全盤的認知，才能長高長健康而且不長胖。

　　以三大營養素概論而言，碳水化合物的適量攝取有助於提供穩定能量，蛋白質是支持骨骼和軟骨生成的核心材料，脂肪則是在荷爾蒙的合成中不可替代，都需要合理地攝取。

▌碳水化合物：最直接的能量來源

　　碳水化合物在我們的飲食結構中，擁有重要的地位，也稱為「醣類」。要記得，「酉」字邊的「醣」才是碳水化合物，而不是為了身體健康應該限制攝取的「糖」唷。

　　醣類是人體最直接、最重要的能量來源。尤其對於成長中的孩子更扮演重要的角色，不僅支持日常活動和學習所需的能量，還是促進身體生長發育的基石之一。然而，碳水化合物的攝取經常被誤解，甚至有時

被妖魔化，認為它是導致肥胖的元兇。

接下來我們會澄清這些迷思，一起來了解如何為孩子選擇健康的碳水化合物來源。

◆ 碳水化合物的生理功能

碳水化合物在人體中主要的功能是提供活動的能量，碳水化合物在消化後會轉化為葡萄糖，為身體提供即時能量，尤其是腦部、肌肉和神經系統的運作。

對於正處於快速成長期的孩子來說，穩定的葡萄糖供應不僅能支持學習和體力活動，還有助於維持專注力和良好的情緒狀態，當身體長期缺乏充足的醣類攝取，就會被迫進到分解肌肉與脂肪來維持生命的階段，也會給孩子們發育中的身體一個巨大的煞車訊號。

臨床上我們常見到的是，早上孩子容易說吃不下，如果加上爸爸媽媽平常為了體重管理而減少碳水化合物攝取，就幾乎沒有攝取足夠的碳水化合物。這樣一來除了白天的血糖容易偏低，導致注意力不集中或體力不足，影響課堂表現和日常活動，也可能讓孩子身體的內分泌被逆轉，進到分解階段而非合成與發育。相當於建造大樓時沒有建材，全部人被迫停工，當然就影響整體的發育。因此，合理攝取健康的碳水化合物對孩子的身體和大腦發展都至關重要。

◆ 健康與不健康的碳水化合物來源

雖然碳水化合物是必要的，但不同來源的碳水化合物對身體的影響截然不同，尤其在台灣的飲食架構下，時常一大早就是吃甜麵包或是三餐都有羹湯或過度精緻的澱粉，導致孩子的血糖不穩定。

在日常生活中，能夠藉由緩慢消化吸收，讓孩子維持穩定血糖與能量的水化合物，對身體有更正面的影響，也因此，如何辨識健康的碳水化合物來源，選擇質量更好的碳水化合物，對孩子的身體是很重要的。

以下我們就粗略分為兩大類：

◆ 健康的碳水化合物來源

全穀物：糙米、全麥麵包、燕麥等富含膳食纖維的全穀物，不僅提供穩定的能量，還有助於促進消化和腸道健康，更有許多維生素與微量元素。

蔬果：富含天然糖分的水果（如香蕉、蘋果）和根莖類蔬菜（如地瓜、馬鈴薯），既能提供澱粉與葡萄糖，也能補充維生素和礦物質。

豆類：紅豆、綠豆、皇帝豆等等豆類，都是富含澱粉的豆類，不僅提供碳水化合物，還有高含量的蛋白質和纖維，有助於穩定血糖。

◆ 不健康的碳水化合物來源

精緻澱粉：如白米、白麵條、白吐司等等，都是經過加工後去除了大量纖維和營養素的澱粉類，雖然能快速提供能量，但因為消化得很快，造成血糖的波動較為激烈，容易導致飢餓感回來得更快。

含糖糕點：包含一些甜麵包、傳統糕點或是蛋糕類，通常都含有大量的精緻糖，本身使用的澱粉也是精製後消化吸收快的澱粉，容易導致血糖快速波動，長期攝取更會增加肥胖和代謝性疾病風險。

羹湯或勾芡類食品：台灣的傳統小吃中，有許多勾芡的料理方式，勾芡主要使用的就是馬鈴薯澱粉，而這樣的澱粉因為粒子很小，吸收得很快，會讓血糖短時間內飆升，但其他營養素不高、又是額外的熱量，造成身體的負擔，不建議太常食用。

炸物炸皮或零食：炸物熱量高不健康普遍比較有共識了。比較需要注意的是餅乾類，尤其是一些號稱雜糧餅乾或是蘇打餅乾，很多爸媽都以為是健康的東西，然而當我們細看營養成分，除了精緻澱粉之外，往往也含有大量的油跟糖，以健康飲食來說是不建議的食物，蘇打餅乾的熱量也往往超越大家的想像，四片不起眼的蘇打餅乾，不但吃不飽還會

覺得餓，熱量卻等同於一碗白飯，往往在診間這個事實會讓爸媽們感到驚嚇。

◆ 正確攝取碳水化合物

總量與比例：除了選擇好的碳水化合物為來源之外，控制總量與比例也是很重要的：

碳水化合物每 1 克是 4 大卡，攝取量則最好占每日總熱量的 45% ～ 55%，是相對較好的比例。

以孩子每日餐盤為例，每餐至少有四分之一是全穀物或根莖類食物，如糙米、地瓜。鼓勵孩子以蔬菜和水果補充糖分，而非選擇含糖飲料。

避免血糖快速波動：選擇低升糖指數（GI）的碳水化合物，如糙米、燕麥，能夠延長飽腹感，避免孩子餐後血糖快速升高和下降導致的疲憊和飢餓，也可以給身體更恆定的能量支持。

養成健康的習慣：一般會建議，經過一個晚上的空腹，早餐時應該搭配好的碳水化合物，比如全穀物或地瓜等，再加上好的蛋白質來源（比如水煮蛋）。另外，運動後血糖消耗很大，孩子也會特別餓，建議選擇天然的碳水化合物補充能量，如香蕉或地瓜，避免高糖的零食。

蛋白質：身體架構最重要的組成要素

蛋白質是人體所有細胞和組織的基本結構之一，以建築來說類似於鋼筋水泥，是支持孩子身體發育和修復的核心營養素。

對於正在快速成長的孩子來說，蛋白質的充足攝取不僅能促進骨

骼、肌肉和器官的正常發展，還能支持免疫系統和新陳代謝功能。

在東方的飲食體系中，我們對蛋白質的建議攝取量比較沒概念，門診中常常聽到爸媽講小孩飲食滿正常的但是不長肉，詳細問起來，蛋白質量都顯著不足；或是聽到小孩吃肉很多，結果都是肥肉，導致一顆小肚子圓圓凸起反而影響成長。

接下來我們就深入了解身體的實際需求、澄清一些常見的誤解，並提供實用的飲食建議。

◆ 蛋白質的生理功能

蛋白質在孩子的身體中有多重功能，包括促進組織生長和修復，無論是骨骼、肌肉還是皮膚，蛋白質都是不可或缺的原料。

它也可生成重要分子，例如酵素、激素和抗體，這些分子對新陳代謝、內分泌功能和免疫系統的運作至關重要。另外還能支持能量供應，雖然碳水化合物和脂肪是主要的能量來源，但在能量攝取不足時，蛋白質也能提供替代能源。

尤其在孩子快速成長的童年及青春期階段，蛋白質需求量會顯著增加，因為身體正在進行大規模的「建設工程」，包括骨骼增長、肌肉增強和內臟器官的發育。

當飲食中缺乏足量蛋白質時，除了影響代謝之外，孩子的生長激素及生長因子分泌也會受到影響，進而影響整體的身高發育與健康。

門診中，我們常常見到孩子說喜歡白飯或各種碳水化合物，不喜歡肉味或是不喜歡咀嚼，這會導致蛋白質攝取不足。爸媽的因應常常是給予較肥的肉，或是為了讓孩子攝取蛋白質而吃炸雞，反而造成身體負擔，變成蛋白質攝取不足反而脂肪過量，進一步拖垮成長。因此辨識健康的蛋白質來源，針對孩子的口味因應，是很重要的。

◆ 蛋白質需求量：多少才夠？

不同年齡段和體重的孩子，蛋白質需求量會略有不同，但總體而言，在兒童我們會希望每日每公斤體重約有 1.0～1.2 克蛋白質的攝取，這個數字在升上國中以後，因為青春期的快速生長，會微微上調到每日每公斤體重 1.2～1.5 克。

舉例來說，一名體重 30 公斤的 9 歲孩子，蛋白質日需求量約為 30 克；而一名體重 50 公斤的 15 歲青少年，每日則需攝取約 60～75 克蛋白質，一顆蛋大約為 7 克蛋白質、而一個成人女性掌心的肉大約為 20 克蛋白質。

因為蛋白質的克數，大家一般比較沒有概念，因此在國健署的建議指南之中，我們大都用幾份蛋白質來計算。在每天有攝取足量約 480 毫升牛乳的前提下，孩子每餐建議吃到一到兩份自己掌心大小的肉類，會比較充足。

◆ 健康與不健康的蛋白質來源

蛋白質的來源多樣，大家可以發現，近年我們在提到蛋白質時，都會講「豆魚蛋肉」，這個跟小時候我們學到的蛋豆魚肉是不同順序，其實也就代表了當代營養學建議的蛋白質來源順序，在避免過高油脂及加工食品的大原則下，選擇健康的高質量蛋白尤為重要。

◆ 優質蛋白質來源

植物性蛋白質：如豆類（黃豆、毛豆、黑豆等），或是豆類製品如豆漿、豆腐，為優先推薦，雖然部分植物性蛋白可能缺少某些必需胺基酸，但搭配食用可以補足。

動物性蛋白質：魚類和海鮮為蛋白質的優質來源，像是有的孩子討厭咀嚼、討厭肉味，通常魚肉接受度都較高，並且比起紅肉當中的脂肪，魚肉中的脂肪有較多的 omega-3，對身體來說是更健康的脂肪來

源。其他如蛋類、瘦肉、牛奶和乳製品，這些食物含有豐富的必需胺基酸，都可以提供成長期孩子不可或缺的營養。

◆ 需要注意的蛋白質來源

加工肉類：如香腸、火腿、培根，雖然含有蛋白質，但也伴隨著高鹽、高脂肪和防腐劑，長期攝取對健康不利。

高糖高脂的乳製品飲料：如調味奶、巧克力牛奶，雖能提供少量蛋白質，但額外的糖分和熱量會抵消其健康效益。

高脂肪肉類：原型就看得到油的如豬腳、梅花豬、和牛，以及我們常見的滷肉、三層肉、蒜泥白肉、牛丼等等，都含有高比例的脂肪，另外炸的肉類，無論是炸雞、炸魚排、或是炸豬排，雖然可以提供一部份的蛋白質，但是與之相應的脂肪量過高，攝取時要極為注意，不能成為主要的蛋白質來源，不然真的不用太久，孩子的肚子成長會遠遠大過身高成長，在小胖子的路上一去不回頭。

◆ 正確攝取蛋白質

三餐中的蛋白質比例：建議總體來說，蛋白質佔到每日總熱量大約 20～25%。

簡單舉例來說，一個青春期的孩子一天攝取 1800 大卡熱量的話，則大約 360 大卡來自蛋白質，考慮到蛋白質 1 克是 4 大卡，也就是大約要攝取 90 克的蛋白質，其實算起來也差不多是每天 1.5 克／公斤體重。

值得注意的是，這些蛋白質總熱量的計算，不是我們上面講到的「豆魚蛋肉類份數」，而是全部食物內含的蛋白質，也因此包含了奶類跟所有我們五穀根莖類中含的少量植物性蛋白。

避免僅從單一來源攝取蛋白質：我們可以盡量鼓勵孩子多樣化攝取蛋白質，避免只依賴某一種來源，例如只喝牛奶或只吃雞蛋，而忽略其

他食物的營養價值。並盡量減少因為孩子表明喜歡某種來源，就拚命給予，這樣反而有可能會促成挑食的狀況，攝取不到多元的營養。

另外我們也可以將毛豆、黑豆加入米飯中，或是在小菜中增加豆腐、毛豆莢等等，既增加了蛋白質攝取，也補充了纖維和其他微量營養素。不要小看這樣的小菜分配，在門診中，面對很多討厭吃肉或者蛋白質攝取不足的孩子，毛豆莢常常起到神效喔！

三餐中的蛋白質配比：早餐建議包含蛋類或乳製品，如一顆水煮蛋和一杯無糖牛奶。

午餐與晚餐以瘦肉或魚類為主菜，以自助餐或便當而言，一份主餐大小大約為兩到三份蛋白質，可以適時搭配豆類以及全穀物。

還是一樣回到上面的大原則，以孩子而言，每餐建議吃到至少自己一到兩個掌心的蛋白質，整日累積下來就會充足囉。

脂肪：多了不好，但不是妖魔

在飲食當中，脂肪經常被視為飲食中的「壞蛋」，特別是當我們對孩子的體重感到擔憂時，第一個想到的就是減少脂肪的攝取。

但其實脂肪也是孩子身體正常發育的重要角色之一，不僅是能量來源，還參與多項身體關鍵功能，不只是神經細胞成長需要脂質、身體分泌各項激素也需要足夠的脂質，有足量的訊號，才能讓整個成長的工程順利進行。

我們需要理解脂肪的作用、分辨健康的脂肪來源，以及常見的隱藏脂肪陷阱，就能讓孩子既獲得成長所需的營養，又不會因攝取過量而影響健康。

◆ 脂肪的生理功能

提供能量儲備：脂肪是能量密度最高的營養素，每克脂肪提供 9 大卡的熱量，是碳水化合物和蛋白質的兩倍多。成長期的孩子經常需要額外的能量來支持學校、運動和快速的身體發育，而脂肪能夠提供穩定且持久的能量來源。

支持腦部與神經發育：腦部約有 60% 由脂肪構成，特別是 DHA 和 EPA 等多元不飽和脂肪酸（Omega-3），對於孩子的記憶力、專注力和學習能力至關重要。脂肪不足可能直接影響腦部的成長與運作。

荷爾蒙生成與細胞功能：脂肪是合成性荷爾蒙、腎上腺皮質激素等的重要材料，也構成了細胞膜的基本結構，支持細胞的正常運作。

促進脂溶性維生素吸收：維生素 A、D、E 和 K 都需要脂肪作為載體，才能被身體有效吸收並發揮作用。因此，一味限制飲食中的脂肪攝取，導致維生素缺乏，進而影響骨骼健康及免疫功能。

◆ 健康與不健康的脂肪來源

脂肪的攝取需要講究「質量」而不是「數量」，現在觀念比較普及了，我們都知道有所謂好一點的油，比如不飽和脂肪酸，以及所謂不好的油，比如反式脂肪。

生活當中，我們幾乎不會喝油，而是從各種不同來源的食物中獲取油脂，因此我們需要辨識的是食物來源帶來的油脂種類與對應的量。

◆ 健康的脂肪來源

多元不飽和脂肪酸（Omega-3 和 Omega-6）：通常來源於深海魚（如鮭魚、鯖魚）、堅果（如核桃、杏仁）和亞麻籽等，能幫助孩子腦部和心血管健康，另外 Omega-3 有抗發炎的功效，對課業繁忙或壓力大的孩子，也有一些幫助。

單元不飽和脂肪酸：通常來源於橄欖油、酪梨和堅果，有助於降低

壞膽固醇，促進良好的代謝功能，但是要注意烹調過程溫度不要過高。

天然脂肪：來自全脂乳製品（如牛奶、優格）及雞蛋等，適量攝取對孩子的成長有正面幫助。

◆ 需要限制的脂肪來源

飽和脂肪：常見於奶油、肥肉、椰子油等，過量攝取會增加心血管疾病的風險，並且增加身體的發炎狀態，影響身體代謝狀況進而容易造成肥胖。

反式脂肪：存在於加工食品如糕點、餅乾和炸物，科學已經顯示反式脂肪對心血管影響極為不良，應該盡量避免。

◆ 需要警戒的藏油陷阱

蛋糕、奶油甜點與零食：如果大家有動手做過餅乾，可能就會對裡面添加的大量奶油感到驚嚇，市面上除了手作餅乾、巧克力曲奇等大家已知含油量較高的餅乾外，許多號稱健康的「雜糧餅乾」、「蘇打餅乾」實際上也隱藏大量的油脂，甚至可能含有反式脂肪，一包不起眼的餅乾可能就含有數十克的脂肪，這是孩子一整天應攝取量的一半甚至更多，而且越是酥脆，含油量越高。

各種醬料：很多孩子跟我哭訴過自己的委屈，明明吃了很多沙拉，體重卻一直上升，一問之下，原來是孩子們覺得單純的菜葉不好吃，所以拌入很多沙拉醬。然而常見的美乃滋或是千島沙拉醬，主要材料都是油脂跟蛋黃，會讓你在不知情的狀況下吃了一整盆油；這個狀況在芝麻醬、花生醬中也類似，雖然堅果中含有健康成分，但加工後的產品通常充滿大量油脂和調味，脂肪含量遠超想像。

燒肉、滷肉、炸醬、麵醬和濃湯：燒肉為了口感，通常使用的是高油脂含量的肉類，比如雪花牛或是豬五花，滷肉則是使用三層肉，這些都是高脂肪肉類，在烹調過程中再加入更多油脂，經過與澱粉的乳化後

吃不出來就容易掉以輕心；各種麵條或飯的調味醬汁也是一樣的狀況，炸醬就是用大量油脂去混合醬料，義大利麵醬和許多西式濃湯則可能加入大量奶油、鮮奶油或煉乳，是高熱量的藏油食品，如果當天攝取了，就要注意其他餐的油脂，以調整整日的脂肪攝取總量。

◆ 正確攝取脂肪

三餐中的脂肪比例：總體來說，建議脂肪佔到每日總熱量大約 20 ～ 30%。

舉例：一個青春期的孩子一天要攝取 1800 大卡熱量，則大約 400 大卡來自脂肪，算起來其實大約 45 克脂肪而已。

值得注意的是，一湯匙的食用油大約就有 15 公克，所以每餐所有食物裡面內含的油脂只要有到一湯匙，其實就已經非常充足；如果當餐有一碗滷肉飯，內含脂肪超過 12 克，再加上隨便一點燙青菜拌醬，就超過該餐的油脂建議量了。

選擇健康的脂肪來源：前面我們有提到，比起不好的飽和脂肪或是反式脂肪，我們希望可以攝取更多對身體有益的油脂，這不代表我們要額外喝油，如果是自己在家煮時，使用橄欖油、酪梨油替代傳統的豬油或奶油進行烹飪，會是更好的選項。

此外，比起吃肥肉，每週攝取 2 ～ 3 次深海魚，適度補充 DHA 和 EPA，也是良好的脂肪選擇。

比起給孩子餅乾或蛋糕，我們可以選擇提供堅果作為點心，但堅果類的油脂量較高，一小把四到五顆的杏仁果，就已經有大約 5 克脂肪，所以在給點心時要控制好分量，保持每日一到兩小把，一般便利商店的小包 35 元堅果份量都過多了，可以一次給半包就好。

避免過量攝取不健康脂肪：我們可以跟孩子解釋高脂加工食品的害

處,盡量減少孩子食用加工食品的頻次與份量,像香腸、培根和炸物,就盡量避免。另外也要盡量避免將高脂肪、高糖的點心作為獎勵,減少孩子對不健康食品的依賴,有時候家長會獎勵餅乾、蛋糕、或是速食,但這樣要當心孩子會認為這就是好東西,或者讓人渴望的東西,才會被作為獎勵。

另外,在用餐時,我們也可以多和孩子點出許多隱藏的脂肪炸彈,比如沙拉醬、麵醬或是濃湯,孩子們常常看不出油脂,就以為沒有關係、甚至以為是健康的東西就拚命吃,除了身材失控之外,還會感到十分挫敗,這時候尤其需要我們的指引,讓他們能夠以正確觀念走向健康飲食。

2
聰明飲食：既長高又不長胖的關鍵

了解完飲食主要的構成，我們最常面對的還是如何執行。

常常遇到爸媽告訴我，看了很多書，做了很多功課，但是遇到孩子的日常飲食還是無能為力，要不然就是養不胖，要不然就是瘦不了又養不高。

接下來，我們先從破解常見的飲食迷思開始，釐清常見的讓我們「明明知道卻總是做不到」的錯誤觀念，進而了解日常執行的簡易指南，最後來帶大家理解、進而克服偏挑食問題。聰明挑選，才能營養又健康，長高又不長胖。

常見的飲食迷思大破解

◆ 迷思一：我都外食，所以沒辦法選擇健康的食物

外食不是原罪，七成以上的人都外食，我將這個迷思放在第一個，就是因為這真的是太多家庭的痛點了。

在門診當中，提到飲食，爸媽都會說自己家大部分都外食，所以才造成孩子飲食不太健康。我能夠理解爸媽的無力跟罪惡感。其實，在工作繁忙的現代社會，無論是國健署或是民間各種調查都發現，有超過七成的人是外食，甚至隨著研究的不同，還有國高中生超過九成都是外食

的調查結果。

以國民營養健康狀況變遷調查報告來說，學齡的孩子每週吃外食不到 7 次的人只占大約 10%，絕大多數的孩子每週外食 7～21 次，也就是每天至少外食一次；也有超過 5% 的孩子幾乎三餐都是外食，當中又以早餐及午餐的比例最高。

但這也反映一件事情：當絕大多數的孩子都在吃外食的基礎下，兒童肥胖率是三成。也就是說大家都外食的狀況下，仍有六成多的孩子可以維持較佳的體態。

同樣是吃學校營養午餐，有的孩子吃到體重失控，有的孩子就能維持良好的飲食習慣，當外食不可避免，如何選擇與掌控合理份量就成了關鍵，外食並非必然不健康，只要掌握正確的選擇方法，仍然能維持健康飲食。

選擇健康外食的原則：研究顯示，三成以上的人外食來源主要為路邊攤跟小吃店，其次才是便當店跟自助餐。但往往路邊攤或小吃攤的食物來源單一，充滿大量的碳水化合物及勾芡，較少有營養均衡的餐食。

事實上外食中也有不少健康選擇，例如自助餐提供的蒸魚、燙青菜、皮蛋豆腐等。關鍵在於避免過度依賴炸物、糖醋類菜餚、額外的醬汁調味或湯羹勾芡。

在孩子身上，我們也要盡量減少讓孩子用精緻碳水（如麵包、餅乾）和飲料來匆忙取代一餐。在選擇餐食時，我們可以盡量選擇以全穀物（如糙米飯）為基底的餐點，盡量每餐都要有蔬菜，確保充足的維生素及纖維質的攝取。

分量與搭配技巧：控制主食的比例，例如用蔬菜補充份量，減少精緻澱粉的攝取。與家人或朋友分享大份量的菜品，避免過多攝取熱量。

建立孩子對外食的正確認知：帶孩子參與外食選擇，在過程中學會辨識健康菜色，大家可以參考接下來的「我的餐盤」與「紅綠燈飲食」原則，讓孩子了解外食的彈性選擇與替換，擁有自主選擇能力。

這樣在孩子日常自行選擇時，才更能自行判斷及做出對自己最好的飲食決策。

外食是生活的一部分，我們也不必對孩子偶爾選擇較不健康的食物過於焦慮。重要的是建立長期均衡的飲食習慣，而不是單次餐點的絕對健康，讓孩子學會如何從外食中找到健康飲食的平衡點，在成長過程中養成正確的飲食態度與習慣。

◆ 迷思二：運動可以多吃

這是在門診第二常見的迷思，也往往造成孩子們的挫敗，甚至進而放棄控制自己的體態。

我曾經許多次遇到孩子在門診中跟我哭訴：「只要一認真運動就變胖，我再也不運動了！」深入詢問後才知道，孩子們運動後的飲食才是主因。

因為對熱量的認知不足，孩子們往往認為運動過後可以隨便多吃，甚至會認為運動後就是要獎勵自己，往往吃進更多的熱量。

比如以某個孩子的體重來說，跑步一小時消耗的熱量其實才 400 大卡，有的孩子會獎勵自己一個冰炫風、一杯可樂，孩子可能會覺得自己非常克制，只吃這麼一些，但這兩者加起來就超過 450 大卡，也就是運動 1 小時的消耗在極短的時間內被填滿，甚至攝取了多餘熱量，更別提其他運動完就吃漢堡套餐的孩子。

這些高油、高糖的食物，不僅對身高發展沒有幫助，反而可能因為快速升高的血糖水平干擾生長激素的分泌，進一步抑制孩子的成長。

運動確實增加能量消耗，但人們往往會高估運動的熱量消耗，進而

攝取過多熱量，如果在運動後攝取過多高糖、高脂食物，仍然會導致脂肪累積並影響內分泌平衡，甚至可能造成增胖的結果。

運動消耗的來源主要是碳水化合物和少量脂肪，但孩子真正需要的是有助於恢復肌肉和支持骨骼成長的蛋白質，以及補充能量的健康碳水化合物。

我們要先理解運動會讓哪些能量消耗，在此基礎之上，選擇健康的補充方式。比如運動後可以攝取香蕉、地瓜等天然食物，以及水煮蛋、無糖豆漿等等優質蛋白質來源，避免甜食與高熱量零食，才可以達到預期的效益，也避免孩子因為挫敗而早早放棄。

◆ 迷思三：使用高蛋白、戒澱粉等極端飲食法等錯誤飲食捷徑

這算是近年比較常見的迷思。在近年，各種極端飲食法在成人減重或體重控制的領域迅速崛起，包含生酮飲食、低碳飲食、不吃澱粉、防彈咖啡、168斷食、綠拿鐵輕斷食等等方式，目的在於能快速減重改善體態。

這些飲食方式同時流竄在各種社群媒體，和存在已久的各種蘋果減肥法、蔬菜湯精力湯減肥等等錯誤減肥方式一起成為孩子們渴望採取的捷徑。

然而長期極端飲食可能導致營養失衡，影響孩子的發育與健康，尤其是生酮飲食的減肥方式，已經有明確科學證據顯示會影響孩子的身高成長。

此外，澱粉作為碳水化合物的主要來源，是提供孩子身體和大腦能量的首選，完全戒除澱粉會讓孩子進入低血糖狀態，出現疲勞、注意力不集中甚至影響學習表現。同時，長期低碳水攝取會改變身體代謝模式，影響生長激素的正常分泌，進而阻礙骨骼的生成。

另外有的家長會額外給孩子喝高蛋白粉，或是以高蛋白粉取代牛奶攝取。蛋白質確實是孩子生長發育的重要組成部分，但過量的蛋白質攝

取會加重腎臟的負擔,尤其是缺乏足夠水分的情況下,只有在孩子是運動員、經過精算後一般飲食中難以得到充足補充的蛋白質時,我們才會建議補充高蛋白。

高蛋白飲食在短期內可能會看到成效,例如體重下降或肌肉增多,但這忽略了孩子的其他營養需求。成長需要全面營養,單一強調某一類營養素,往往會導致其他營養素的缺乏,進而影響骨骼發育和身高增長。

孩子是成長中的個體,並不適合某種極端的飲食,會更容易造成內分泌系統失衡,如果擔心孩子體重過重,可以適當調整澱粉的比例,但不需要完全剔除,我們可以選擇健康的全穀類為主,如糙米、全麥麵包、地瓜等。

極端飲食法可能對於特定健康狀況或短期目標有效,但並不是孩子長高或控制體重的理想方式。與其追求短期效果,讓這樣的捷徑成為孩子成長中的主軸,我們更希望的是給孩子養成健康的飲食習慣與良好的認知,進而成為陪伴孩子健康一生的資本。也因此均衡飲食是關鍵,特別是蛋白質、碳水化合物和脂肪的合理比例,這會是有豐厚回報的長期投資。

◆ 迷思四:吃不夠就用營養食品補就好了

門診中,我常常有種整合醫學科醫師的感覺,像是在幫患有各種三高、慢性病的老人家整合無數的藥物一樣,我往往要從一袋一袋給孩子的補充品中,逐個審視篩選、去蕪存菁。

在這過程中,我可以感受到爸媽們肩上的重擔與擔憂,因為社群媒體與廣告的海量資訊,總是讓爸媽擔心給孩子的不夠,或是塑造了一種補越多越好的錦上添花觀念,這些所費不貲的補充品,都是爸媽擔憂的具象證明。

另外也有一些家長認為,孩子如果吃得不夠,就用營養食品來補充

就好，這樣既方便又快速，能解決孩子不愛吃飯或挑食的問題。

最常見的就是不吃蔬菜就加膳食纖維粉；不愛吃肉類就加蛋白粉；沒有喝牛奶就吃鈣粉。有時候我覺得，孩子好像太空人，吃不到食物，都在吃人類科技製造的加工品。

營養食品確實能提供特定的營養素，但它們不應該取代日常飲食，尤其是成長期的孩子。長期依賴營養補充品，其實就把以健康為主要目標的飲食，變成了像是藥物治療一樣的數字指標。

長期使用營養食品，可能讓孩子誤以為只要補充這些產品就不需要吃正常食物。這不僅可能加重偏挑食的問題，還會使孩子無法學習正確的飲食習慣。更重要的是，當孩子成長過程中需要建立對食物的健康認知時，營養補充品的過度使用可能弱化這部分教育。

營養補充品應該是輔助而非主食，僅在孩子因生病或飲食不足時，經專業醫師或營養師建議下使用，單純使用營養品本身也有下列疑慮：

營養失衡：營養品通常針對單一或幾種特定的營養素設計，但人體需要的是全面且多樣化的營養。例如，只補充蛋白粉，可能導致維生素和礦物質的不足，並且忽略了脂肪和碳水化合物對內分泌和能量供應的作用。

缺乏輔助因子：天然食物中的營養素通常伴隨著纖維和其他微量成分，有助於提高在體內的吸收和利用。例如，牛奶中的鈣搭配天然的酪蛋白和脂肪酸，更容易被身體利用。而營養補充品中的單一成分，往往缺乏這些幫助吸收的「輔助因子」，可能導致吸收和利用的效率不佳。

過量攝取：當我們過度依賴營養補充品，有時會以為越多越好而超過建議劑量，在飲食量沒有經過妥善分析下，一味補充，可能導致特定營養素的過量攝取，進而對健康造成損害。例如，補鈣過量可能導致鈣沉積或是尿鈣結石，蛋白質過量則可能加重腎臟負擔。

與其依賴營養補充品，不如關注孩子的日常飲食習慣，例如讓孩子

參與選購或準備食物,增加對健康飲食的興趣。

▎飲食主要概念總結:我的餐盤與紅綠燈飲食原則

「我的餐盤」和「紅綠燈飲食原則」是實踐健康飲食的旅程中,正是兩個實用且易於操作的指導原則。透過這兩項工具,我們可以幫助孩子在日常生活中更有概念地選擇更健康的食物。

◆ 我的餐盤:均衡飲食的視覺化指導

「我的餐盤」是以視覺化方式展現健康飲食的比例原則,將每日應攝取的六大類食物:全穀雜糧、豆魚蛋肉、蔬菜、水果、乳品與堅果種子以圖像呈現,讓我們利用拳頭、掌心就可以瞭解每餐六大類食物要吃的量,也讓孩子們可以用肉眼辨識,每一餐的營養比例是否符合大原則,更能夠了解自己的飲食內容、並且及時進行微調。

根據國民健康署的建議,「我的餐盤」的六句簡易口訣是:
每天早晚一杯奶、
每餐水果拳頭大、
菜比水果多一點、
飯跟蔬菜一樣多、
豆魚蛋肉一掌心、
堅果種子一茶匙。

在這個口訣中,我們可以發現飲食的大原則:每日中蔬菜應該佔最多,大於一個拳頭,飯的部分歸在全穀雜糧類,份量應該跟蔬菜一樣多,能夠用全穀類會更好,豆魚蛋肉均衡適量,大約一個掌心,再搭配

每餐一個拳頭的水果。在此基礎上，早晚各一杯牛奶。

如果將餐盤分為四大區域，分別代表不同類別的食物，包括蔬菜、水果、蛋白質和全穀類，外加一小杯乳製品，幫助我們輕鬆掌握每餐的營養比例：蔬菜與全穀類會佔到餐盤的一大部分，兩者各自超過四分之一，水果次之，確保提供足夠的纖維、維生素和礦物質。四分之一是蛋白質：來自健康來源，如豆類、海鮮或雞肉。

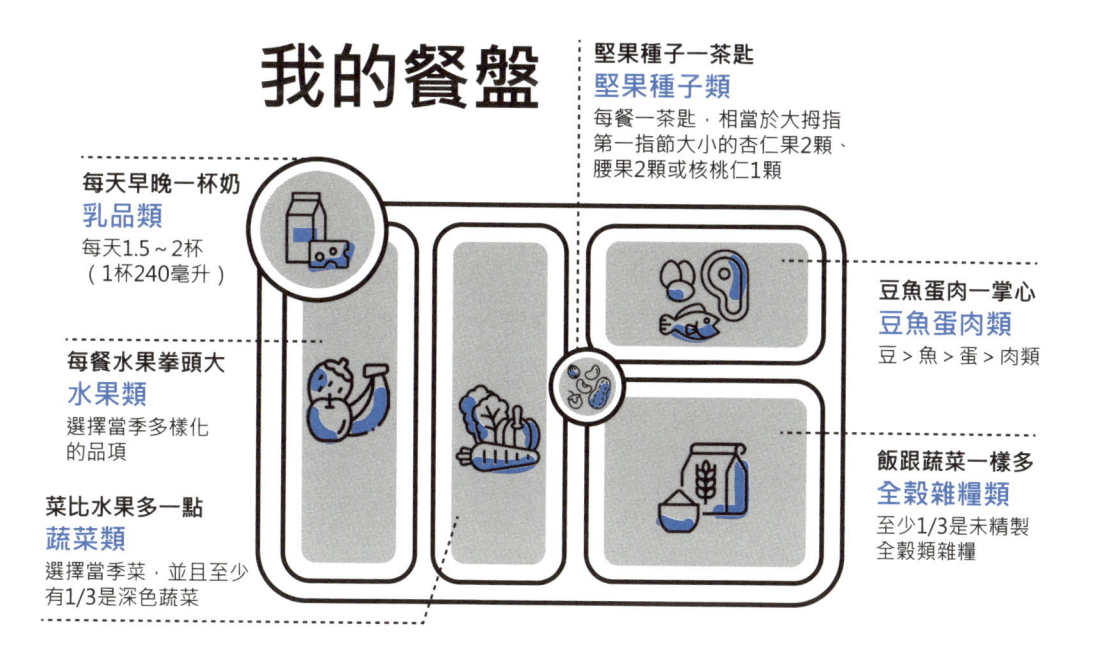

我的餐盤

每天早晚一杯奶
乳品類
每天1.5～2杯
（1杯240毫升）

每餐水果拳頭大
水果類
選擇當季多樣化的品項

菜比水果多一點
蔬菜類
選擇當季菜，並且至少有1/3是深色蔬菜

堅果種子一茶匙
堅果種子類
每餐一茶匙，相當於大拇指第一指節大小的杏仁果2顆、腰果2顆或核桃仁1顆

豆魚蛋肉一掌心
豆魚蛋肉類
豆＞魚＞蛋＞肉類

飯跟蔬菜一樣多
全穀雜糧類
至少1/3是未精製全穀類雜糧

很多孩子常常大量吃白飯、少吃蔬菜，導致飲食失衡，這時候我們就可以用這個口訣告訴孩子，在學校盛飯菜時，要菜跟飯一樣多，才是健康的選擇。

也有許多孩子正餐吃得不好，但很愛吃水果，爸媽想說水果是健康

的東西，也就讓孩子水果吃到飽。但這樣因此排擠了其他重要營養素的空間，所以每餐一個孩子的拳頭大小的水果，恰好是視覺化的適合份量，也是適合跟孩子溝通的單位。

很多孩子離開了幼稚園就沒有了喝牛奶的習慣，這是很可惜的事情，牛奶中有足量的蛋白質及好吸收的鈣質，因此以兒科醫學會的建議來說，每日攝取兩杯奶，大約 480 毫升的乳品，這個習慣應該要持續到青春期結束；無論是鮮奶、奶粉、保久乳，只要是無調味的，營養成分都雷同，只是製程導致的風味差異，可以讓孩子選擇自己喜歡的那種。

「我的餐盤」也尤其適合在外食中進行應用。在外食時，我們很難直接看到完整的餐盤，但可以以口訣的比例為參考，尤其在自助餐或這便當店等可以自行選擇菜色的場合，就比較容易達成。

如果是在小吃攤，則可以自行選擇單點的餐點去做搭配，我們可以這樣做：

主動補充蔬菜水果：外食中常缺蔬菜，可以多點一份燙青菜，這時候我們就知道一個拳頭再大一些的蔬菜量，就是孩子一餐該攝取的量，另外可以加入便利商店的水果袋，進行納入整體搭配。

主食選擇健康：再選擇主食時，盡量選擇糙米飯、地瓜或五穀飯，減少白飯或精製麵條的比例，這些全穀雜糧類在份量上是可以彼此替換的，而每餐的份量，則是與蔬菜等量，一樣是一個拳頭再稍大。把握這個原則，這樣無論是在麵攤、小吃店或是熱炒店，都可以比較輕易地估算孩子攝取的碳水化合物量是否在合理範圍，不至於攝取過量或比例失調只吃到碳水化合物。

適量選擇蛋白質：盡量選擇魚、雞胸肉或豆腐等較健康的蛋白質來源，我們每餐可以選擇一到兩個掌心的肉類，就是適合的比例，通常外食主餐一份都是兩到三份肉類，不一定要讓孩子全部吃完，但尤其要注意外食盡量避開煎炸類，否則油脂往往會過量。

藉由這樣的解析,大家可以發現,在清楚我的餐盤原則的基礎上,要調配孩子每餐的飲食比例,就比較有依從的標準與大方向,可以較為輕鬆地執行。

◆ **紅綠燈飲食原則:食物選擇的快速指導**

在知道份量與比例之後,我們可以進一步挑選更符合健康原則的食物,即使是歸屬在一樣的飲食分類的食物,營養價值與對身體的影響還是可以有很顯著的差別。

比如同樣是麵類,肉羹麵和陽春麵就差很多;同樣是飯類,白飯跟炒飯就差很多;甚至同樣是雞蛋,水煮蛋跟炒蛋、歐姆蛋也有巨大的差別。

尤其當孩子們對「何為對身體更好的食物」沒有概念時,給予孩子一個判斷的原則。

這時候,我們就可以引入「紅綠燈」的概念,幫孩子更清楚認知到哪些是優先選擇的食物。

◆ **紅綠燈的分級法則**

綠燈食物:優先選擇,可以天天食用。富含營養且低熱量的食物,包括大部分蔬菜、天然水果、全穀類和瘦肉蛋白,是日常飲食的主要來源。

全穀根莖類主要包含:麥片、薏仁、燕麥、五穀飯、白飯、無糖玉米脆片、饅頭、銀絲捲、土司、小餐包、培果麵包、法國麵包、陽春麵、蒸蘿蔔糕、烤蕃薯、烤馬鈴薯、水煮玉米等。

豆魚蛋肉類主要包含:豆腐、豆乾、低糖/無糖豆漿、以蒸/水煮等方式調理的雞蛋、魚肉(不含腹部)、蝦、蛤蠣等各式海鮮、去皮的雞鴨鵝肉、以及牛羊豬的瘦肉或里肌肉。

蔬菜類包含:各種水煮、涼拌新鮮蔬菜、少量油炒的青菜。

烹調的方式則為少油少糖的烹調，主要包含：蒸、涮、燙、煮、烤、烘、燉、滷、燒、拌。

黃燈食物：適量而止。這些食物雖然含有一定的營養，但是熱量或糖分較高，如堅果、奶酪、煎蛋、含糖飲料等，需要控制攝取量。

全穀根莖類主要包含：炒飯、炒麵、麵包、有調味的穀物片、勾芡類湯品、油炸地瓜薯條、漢堡披薩等，這些食物有一定的澱粉含量，但通常烹調過程中加入了大量的油脂和調味料，會使熱量大幅增加，在跟孩子溝通時要特別強調，不是適合當每天主食的選項。

豆魚蛋肉類主要包含：如紅燒魚、滷雞翅、炸雞排、鹹水雞（含皮）、糖醋里肌等，雖然這些食物的仍然具備一定的蛋白質含量，但烹調過程中添加了較多的油脂和醬料，熱量相對偏高。

蔬菜類包含：高油脂的炒菜，比如奶油炒菠菜、使用傳統沙拉醬的沙拉、醃漬蔬菜（比如醬菜）等，這些食材雖然是蔬菜，但烹調方式加入大量的油脂或調味料，不適合視為越多越好的蔬菜攝取來源，而是應該控制份量。

其他常見黃燈食物：堅果（無調味的選擇較佳，但仍需控制量，每日不超過一掌心）、奶酪、低糖優酪乳、無額外添加糖分的水果乾（如葡萄乾、芒果乾）等，另外也要提醒，100% 的純果汁也在這個範圍，雖然是無添加，但是破壞了纖維質，對孩子身體的影響還是相似於含糖飲料。

烹調方式：黃燈食物的烹調方式通常會含較多油脂、鹽或糖，通常包含「爆炒、油煎、糖醋、紅燒、蜜汁、勾芡」，這些調理方法偶爾可以接受，但是要避免將這些料理方式作為日常飲食的主流。

紅燈食物：能避則避，這些食物通常是高熱量、高油脂或高糖分的加工食品，如炸物、甜點、零食等，對健康是比較有危害的，雖然不是

洪水猛獸要避之唯恐不及，但是只能作為極偶爾的享受，而非日常飲食的一部分，也要讓孩子知道，這些食物是最末位的選擇。

全穀根莖類主要包含：含糖或抹醬的吐司、起酥麵包（包含羅宋麵包、丹麥麵包等高脂肪麵包）、含糖調味玉米片（比如特殊口味的糖衣脆片）、奶油餅乾、泡麵、鮮奶油蛋糕、甜甜圈等，這些食品含大量糖分、油脂或人工添加劑，缺乏纖維與微量營養素，對身體容易造成大量負擔。

豆魚蛋肉類主要包含：如香腸、熱狗、培根、炸雞、酥炸魚塊、炸油豆腐等，這些食品含有高脂肪和人工添加防腐劑，對健康不利；另外尤其需要注意的是含脂肪量極高的肉類，常常是孩子們的最愛，比如：三層肉、牛腩、雞皮鴨皮、或是滷肉、控肉飯中的肥肉及豬皮，都是大量油脂的來源，比起蛋白質，對身體的負擔較大。

蔬菜類包含：蔬菜天婦羅、炸蔬菜、炸四季豆等，我常常聽到爸媽在鹹酥雞攤想到今天蔬菜攝取不夠，就加一份蔬菜。但是其實蔬菜特別會吸油，在這類加工蔬菜已失去原有的健康價值，反而成為高熱量食品，建議盡量避免，改成健康的方式攝取。

含糖食品和飲料：珍珠奶茶、果汁飲料、含糖汽水、甜品（蛋糕、派、巧克力棒等），糖分過高且幾乎沒有其他營養價值；另外要額外提醒，蜜餞跟許多調味果乾多半是使用高糖分的方式調味及保存，因此也對健康有害，屬於紅燈食物。

零食與加工食品：如洋芋片、冰棒冰淇淋、加工調味起司條、各類膨化食品（如蝦片或乖乖等）、糖果、巧克力等，這些食品含過多脂肪、添加劑和過量鹽分，這些經過現代工業高度加工的食品，又叫做超加工食品，已經被證實對兒童的專注力也有害處。

烹調方式：紅燈食物的常見烹調方式包括油炸、裹粉、重糖醃漬或高糖高脂的加工方式，比較簡易的辨識方式就是菜名當中有「炸、酥、三杯、過油、醃」等字眼的都屬於這類，對健康危害較大。

我們可以帶著孩子從我的餐盤出發，了解食物的正確份量，再進展到紅綠燈的飲食概念，從重「量」進一步到重「質」，就可以養成孩子的正確觀念，讓孩子在日常生活中也能自己做出聰明的選擇，保持飲食的多樣性與愉悅感，更能習慣及喜歡健康的飲食型態。

3
應對偏挑食：
從理解出發，用餐不是苦差事

　　除了吃太多的問題之外，門診中另一個大宗是偏挑食的孩子。

　　在面對孩子偏食、挑食時，爸媽往往感到很挫敗。孩子看到綠色蔬菜就皺眉，或是只吃固定幾樣食物，這種狀況長期下來不僅影響營養攝取，還會阻礙身高發育與健康成長。

　　在門診中，常見因為孩子不愛吃、或大人基於心疼，反而就只給孩子喜愛的食物，如此反覆強化後，孩子反而會透過對於更多食物的反感表現，來獲得更多機會取得自己喜歡的某些食物，這個模式就養成了孩子根深蒂固的挑食習慣。

　　應對偏挑食，我們可以利用一些技巧，逐步嘗試化解孩子偏食的問題，在這裡，我們會介紹一些常見的偏挑食成因，以及應對的方式，供大家處理家中孩子偏挑食的問題。

理解孩子挑食的原因：偏挑食不是因任性

　　隨著近年科學研究的揭露，我們開始逐步理解到，「不吃香菜」其實跟 OR6A2 基因有關，帶有這個基因的突變的人，因為對醛類化合物

的嗅覺相當敏感,就會特別抗拒由「醛類」產生的香菜類味道,這部分人群在東亞大約佔到百分之十到二十。

另外研究也發現,TAS2R38 基因的不同變異組合,也會造成對蔬菜的苦味有不同的敏感程度,一些人會對十字花科的蔬菜中的微量苦味特別敏感,進而厭惡這些蔬菜,但有些人就不會有感覺,有的孩子則相反地特別喜歡十字花科的花椰菜跟高麗菜。

此外,不同年齡對同一食物的感受也不同,研究顯示兒童更加嗜甜,成人更加能夠接受不同的味道,或者我們常說食物有「成熟大人的風味」。我們也常聽聞某些小時候很討厭的東西,長大開始欣賞他們的美好,這些都是味覺轉變、感受差異的證明。

很多對食物味覺的差異,我們都認為是偏挑食,但科學逐步讓我們發現,有可能是味覺感受的落差,我們彼此無法理解對方對這個食物的感受,就造成一些衝突,而我們如何應對這些衝突,又會改變孩子對待食物的態度,進而造成飲食的偏好與習慣。

我們無法改變基因及味覺敏感,但是可以有一些對偏挑食的正確理解,讓我們更好地從源頭建立健康的飲食習慣。

偏挑食行為可能源自多方面的原因,有時候並不一定是孩子「故意」不吃,常見的有:

天生味覺敏感:孩子的味蕾發展與成人不同,尤其對苦味較為敏感,而許多綠色蔬菜如花椰菜、青椒帶有苦澀味,孩子本能上會抗拒。

食物口感影響接受度:有些孩子對於食物的口感特別挑剔,太軟、太硬、太黏或纖維感重,都可能造成抗拒。

食慾有限:有些孩子的消化道成熟度較低,或是處理食物的步調較慢,導致孩子食慾不強,這時候如果加上強迫進食,就容易導致抗拒心理。

缺乏家庭的飲食文化引導:如果父母本身對特定食物也有偏好或不

吃，孩子容易模仿，進一步形成偏挑食的習慣；或是對於新食材反應不佳時，家長的應對方式不適當，也可能進一步促成偏挑食的形成。

壓力或負面用餐經驗：用餐時若出現過多的催促、責備或強迫，反而會讓孩子對食物產生壓力，導致更抗拒。

打破偏挑食的迷思：食物無需強迫、也不是獎勵

在面對偏挑食時，我們常常看到爸媽們採取極端策略——強迫進食或用食物當獎勵，這兩者都不是健康的方式。當孩子拒絕某些不喜歡的食物後，補給孩子偏好的食物，也容易導致孩子的偏食被強化。

強迫進食：在為了孩子的長期健康的求好心切下，硬要孩子吃他討厭的食物，這場面往往壓迫力十足，孩子當場也許會迫於壓力而服從、甚至有時邊哭邊吃，但長期反而會讓食物與負面情緒綁定，形成更強的抵抗心理。

食物當獎勵：用零食或甜點當作「吃青菜」的回報，雖然短期有效，但長期來說反而會強化「健康食物是懲罰、不好吃」的觀念，讓孩子認為吃這些東西就要有不健康的食物做為補償，反而不利於健康習慣建立。

補給偏好的食物：常見在家長苦惱於孩子偏挑食，又擔心營養不足或心疼孩子肚子餓，將不喜歡的食物收走後，又給了孩子偏好的食物，來保證孩子有吃飯，但其實這會反覆強化孩子偏挑食的行為，因為孩子會認為自己的偏挑食行為被獎勵了，只要我拒絕其他食物，就可以得到我喜歡的食物，從而養成更不健康的飲食習慣，並且造成餐桌上更多的衝突。

這個狀況爸媽們也往往會提到，在幼稚園老師就說什麼都吃，回到

家中就挑食嚴重。

我們可以盡量將健康飲食視為「日常」的一部分，不將吃飯變成衝突場域，透過正面引導讓孩子自然地接受各種食物，接下來，我們就來了解一些引導的手法。

建立輕鬆愉快的用餐環境：讓健康變得「理所當然」

孩子的飲食習慣需要從環境中培養，大量研究顯示，環境可以顯著改變孩子對飲食的偏好，我們可以透過以下方法，幫助孩子更加自然地接受健康食物：

食物多樣化，循序漸進：在引入新的食物時，不需要一次塞滿整盤新食物，我們可以先試著將新食物少量放在孩子熟悉的菜色中，例如在炒蛋中加點菠菜或切碎胡蘿蔔，讓孩子慢慢適應新口味。

美化擺盤，增強視覺吸引力：孩子們喜歡可愛的、多彩的、有趣的食物，我們可以將蔬菜、水果擺成有趣的圖案或顏色搭配，讓餐點看起來更吸引人，例如「小黃瓜船」、「胡蘿蔔花」等。

親子共食，創造正向的飲食經驗：無論何時，家人愉快的共食，都是促進健康飲食的好方法，爸爸媽媽可以與孩子一起進食，並自然地示範健康食物的美味。孩子看到父母享受蔬菜、水果，自然會降低抗拒心理，模仿爸媽的行為及飲食偏好。此外，和同儕一起進食，也有助於減少偏挑食，當同儕都吃得又好又快時，孩子也會想要跟上，當同儕都吃某項食物時，孩子往往也想加入，成為一員，這招在多年的門診經驗中收效往往很好！

參與食物準備過程，增加好奇心：不要小看參與跟自己選擇的力量，就像我們自己組裝好的櫃子會特別喜歡一樣，讓孩子參與選菜、洗

菜、切菜、烹飪等過程，從中培養對食物的興趣與好奇心，很多孩子就會因為自己「有份參與」，更願意品嚐自己做的食物，甚至因此克服對某項食物的厭惡。在門診當中，藉由讓孩子自己動手玩食物、做出食物而克服的蔬菜水果不計其數！

以趣味取代壓力，讓孩子愛上健康飲食：我們可以藉由一些小小的遊戲或挑戰，讓年齡較小的孩子，逐步接受一些新的食物，比如：

故事化食物：把食物變成故事中的角色，例如「紅蘿蔔超人」、「花椰菜小樹」，引發孩子的好奇心。

競賽遊戲：與孩子進行「多吃顏色」的小挑戰，看誰的盤子裡顏色最多，例如紅色（番茄）、綠色（青椒）、黃色（玉米）；或是可以更進一步，挑戰吃滿彩虹，每天一種顏色，一週把彩虹的顏色的食物都吃到。

創新料理或改變調理方式：我們可以使用不同的烹飪手法，讓同樣的食物有不同口感和風味，例如菠菜可以做成濃湯、炒蛋，胡蘿蔔可以做成烤條或煮成軟泥、或是做成脆口的胡蘿蔔片；針對一些孩子不喜歡的食物，我們也可以嘗試以切碎或是把食材藏起來（常見蔬菜）的方式，改變食物的質地或外觀，讓孩子不知不覺中熟悉他的味道，另外也可以用醬料增加或改變風味，增加接受度。

食物恐新症：新的食物要嘗試十五次

我常常遇到爸媽反映，一遇到新的東西孩子就不吃，後面就只吃自己知道的那幾種，越來越挑食。

通常我會問，那你是怎麼反應的呢？

一般得到的回覆都是嘗試一兩次，更有耐心一點的嘗試三四次，要是孩子還是不吃，就直接放棄這項食物。然而，這時常就是孩子偏挑食

的起源。

研究顯示，一種新食物通常需要在餐桌上看到高達 八到十五次孩子才會逐漸適應。在學理上叫做「食物恐新症」，也就是對於新的東西的自然恐懼。

我常在門診跟爸媽說，這是人類存續的重要機制，我們的祖先要是跟神農嘗百草一樣，看到什麼新的東西都往嘴巴塞，大概就沒有我們了。

所以孩子們最初看到不一樣的食物，尤其是不同顏色（比如讓孩子很陌生看起來又很奇異的綠色）和材質、口感的食物，會有點抗拒，都是合理的事情，在這段過程中，我們只需要認知到這是正常的，在備餐時也盡量與大人的保持一致，這樣孩子不願意吃時大人也可以直接吃掉不會額外造成負擔，讓我們更可以保持耐心，不強迫、不催促，鼓勵孩子每次「嚐一小口」、甚至只是去捏一捏、摸一摸，消除對新食物的恐懼，即便他們只吃一點點，也給予正向肯定，就有機會逐步克服恐新症，進而開拓新的食譜。

藉由正確的應對偏挑食，以及上面提到的這些小技巧，我們可以嘗試從多個面向去預防、或者解決偏挑食，另外，有一些建議的飲食原則，可以讓孩子養成更好的就餐習慣：

1. 讓孩子專心在專門的地方吃飯，減少分心（比如看電視或手機）。
2. 提供愉快的用餐環境及氣氛。
3. 限制用餐時間，不宜超過 30 分鐘。
4. 每天正餐加零食限制在 5 餐內，不宜過度分散。
5. 正餐及點心中間只能喝水。
6. 鼓勵孩子自己吃，而非由大人強制餵食。
7. 接受嬰幼兒時期自主進食造成的髒亂，這是探索與認識食物的重要部分。

8. 在寶寶想吃時給予食物,明顯抗拒時就不再強迫進食。

　　如果孩子的偏挑食已經嚴重影響到營養攝取,出現體重過輕、發育遲緩等狀況,就建議給小兒腸胃科醫師及營養師進行專業評估,排除潛在的疾病或營養問題。

　　排除之後,調整飲食真的有困難,才考慮營養補充劑,但這應該是最後的手段,而不是解決飲食問題的捷徑。

4
環境影響飲食：有效控制的小技巧

　　飲食習慣的建立，除了個人的選擇之外，環境因素也扮演著關鍵角色。無論是家中的食物擺設、進食氛圍、甚至螢幕時間，都會在不知不覺中影響孩子的食物攝取選擇。

　　在營養策略的最後環節，我們來了解一些有效且有趣的科學小技巧，創造更有利於健康飲食的環境，讓孩子自然地養成既能促進身高發育、又能避免肥胖的飲食習慣。

▍先吃蔬菜就可增加蔬菜總攝取量，還能避免過胖

　　近年有很多關於教養與飲食行為、體態影響的研究，有許多專注在如何讓孩子多吃菜、或者讓孩子減少變胖的風險。

　　2021 年日本的研究以幼稚園的孩子作為對象，發現當幼稚園有盡量鼓勵孩子先吃蔬菜時，孩子會明顯更常吃蔬菜、更願意吃蔬菜，而且吃更多種蔬菜；同樣在 2020 年日本的研究發現，先吃蔬菜的孩子，會有顯著更高的總蔬菜攝取量，在其他類食物則沒有差異。

　　此外，近年研究發現，先吃肉的孩子，過重的風險比起先吃菜的孩子高上 83%，具有顯著意義，雖然先吃碳水化合物或先喝湯，比起先吃菜來說過重風險也會稍微高一點點，但就沒有到顯著的意義；而在媽媽

有肥胖狀況底下，先吃肉的孩子比起先吃菜的孩子來說 BMI 也會較高。

綜合這些研究，在家中我們也可以盡量讓孩子由蔬菜開始吃。在孩子比較飢餓、用餐慾望較強時，先給予蔬菜，會比在用餐的最後跟孩子針對剩下的蔬菜商量一口兩口更加有幫助，也避免了孩子一開始因為飢餓大量塞肉導致熱量過載，增加過重的風險。

家中多放蔬果，孩子會吃更多蔬果

有時候爸媽會抱怨，孩子在家中都不怎麼吃蔬菜水果，都在吃零食點心。

通常我會問：「那我們把水果放在顯眼的地方試試看呢？」

通常爸媽會將信將疑，但回去之後發現，當蔬菜水果常常出現在生活空間的中心 C 位，比如冰箱打開的顯眼處、客廳餐桌中心，就能看到孩子偶爾開始吃起了蔬菜或水果。

我們知道在超市商人會把最想讓我們買的東西放在我們眼前那排貨架上，因為一直看到，我們就會直接拿取購買，最直覺也最方便。

飲食也是一樣的，我們有時候知道蔬菜水果對身體好，但是想到還要煮還要買好麻煩，就會放著之後再說。

當蔬菜水果是手邊最好取得的食物，而那些不健康的加工食品幾乎不會出現在眼前，孩子就不需要刻意去戰勝吃高熱量加工食品的渴望，可以輕易地取得健康的食物，養成好習慣。

除了水果，一些小黃瓜、蔬菜棒、水煮蔬菜比如花椰菜、四季豆，都可放在冰箱顯眼處，讓孩子想覓食時會反覆看到，進而增加攝取的機率。此外，因為蔬果就在眼前，也方便我們大人增加攝取，對孩子來說也有示範效應；研究證實，爸媽吃蔬菜少的孩子，吃蔬菜的機率下降了 59%。

在家中多放很多不同水果，會顯著增加小孩吃水果的機率，如果家中容易取得蔬果，孩子自然會增加攝取量；相反，如果家中充斥著零食、糖果，孩子便會優先選擇這些「方便又好吃」的食物，藉由環境的調整，我們就可以讓孩子更容易養成攝取蔬菜水果的好習慣。

螢幕時間與健康飲食的關係

現代社會中，我們真的很難離開 3C 產品，根據兒科醫學會的建議，學齡的孩子一天不建議超過兩個小時的螢幕時間，這跟腦部發育、學習、以及視力有關，也跟肥胖風險提高有關，但你知道，這也跟孩子的飲食習慣有關嗎？

當孩子每天看超過一小時電視時，會吃比較少蔬菜，而且還大幅增加了攝取含糖飲料超過一天一次的可能性，幅度高達兩倍。

近兩年的研究更發現：學齡前兒童看螢幕的時間越多，吃蔬菜水果的頻率越少，而且攝取的含糖飲料跟零食會越多，這個趨勢甚至無關於家長的餵食習慣。

當孩子花了許多時間沉浸在螢幕的影像資訊中，往往會接收到更多廣告、更多他人攝取高熱量食品或加工食品的影片，在社群媒體當中，會吸引眼球的多半不會是太健康的飲食，這也是為什麼近年一些類似魔芋爽、蠟瓶糖等等不健康的超加工食品，會廣泛流行於小學生群體中，造成健康的疑慮。也因此，控制螢幕時間對養成健康的飲食習慣有正面幫助。

此外，針對孩子們在社群中看到的一些吸睛的不健康食品，我們也可以適時給予引導與解釋，比起禁止，詳細告訴孩子為什麼這個食品有健康的疑慮，會更能讓孩子接受並且真正地拒絕不健康的零食。

運動會啟動健康腦，讓孩子傾向選擇更健康的飲食

我們都知道，在維持健康方面，運動是不可忽視的重點，但研究更進一步發現，當我們有運動時，會更傾向選擇更健康的飲食。就好像大腦有一個開關，有運動時，我們的健康腦就會被激發，進而能夠更明智地選擇對身體好的食物！

近年的研究發現，國小學童每週的運動量越是充足，就越會傾向選擇更健康的飲食型態。比如每週有 4～10 小時中高強度運動的孩子，就會更傾向吃蔬菜、水果、魚、白肉、全穀類烘焙品以及奶製品，而在飲品部分，也會傾向無糖，而標準的沒有特別增加身體活動量的孩子，則會傾向吃得更多，選擇則沒有那麼健康。

另外，有達成中重度身體活動建議量的孩子，會更常吃早餐，同時有更好的衝動控制。運動會啟動孩子的健康腦，讓孩子更能感知身體的需求。

但還是要提醒大家，要建立正確觀念避免孩子在運動後靠高熱量飲食來獎勵自己唷！

謠言驗證：阿嬤養的孩子真的會比較胖！

近年網路有一個梗，通常看到胖胖圓圓的寵物，大家就會笑說這是「阿嬤養大的」。我們都知道有一種餓叫做阿嬤覺得你餓，常常笑說祖父母很會過度餵食，但這件事情真的好像一直都沒有被科學證實過。

這件事情真是太讓人好奇，我特別縱覽了所有跟祖父母相關的飲食研究，發現：阿嬤養的孩子真的會比較胖！這是科學證實了的事情！

分析原因，大概有三者：

1. 長輩習慣用食物表達愛，比如給孩子吃零食、點心，當作寵愛的證明，甚至會避開父母給這些來賄賂孩子，獲得孩子們的親暱。
2. 錯誤的飲食觀念：一些長輩仍保有「先養胖才會長高」的迷思，認為孩子多吃、長得壯才是好的，所以就容易過度餵食。
3. 溺愛：當孩子表示「想吃」，長輩很難拒絕，進一步養成孩子亂吃、不節制的習慣。

當然這並不是叫大家從此就要把祖父母跟孩子隔開，只是我們有一些事情需要先了解，也就可以避免飲食習慣養成跟長輩關心之間的衝突。

不同國家地區的研究結果並不一致，顯示不同文化底下，長輩對於孩子飲食的認知程度不同。

比如日本的研究，就發現與祖父母同住孩子會有比較高機率有不規律零食的攝取，也就是更常亂吃零食，但是以整體的 BMI 而言則沒有顯著影響，這可能跟日本普遍比較重視體態和活動有關。

在拉丁裔家庭，反而是跟祖父母同住更常被要求出去運動。

東南亞則發現孩子的營養狀態跟祖母的教育水平顯著相關，如果長輩的營養觀念比較好，就會以比較健康的方式帶孩子。

總體來說，文獻彙總告訴我們祖父母更容易讓孩子攝取不健康零食或含糖飲料，並且比較少設定這些不健康飲食的上限量、比較放任孩子攝取不健康飲食，進而讓孩子過重或肥胖的風險上升。

除此之外，還有另一件有趣的事：當今天祖父母為主要照顧者時，雖然孩子體重過重的風險較高，但不健康飲食的比例居然稍稍下降了，並且祖父母會更傾向設置不健康食物的上限；而當祖父母偶爾才出現、不是主要照顧者時，孩子反而就容易喝更多果汁、更高機率吃不到足量蔬果。

這也符合我們上面的推論，祖父母往往認為孩子要更胖更壯，也因

此體重更高；而且當祖父母偶爾才出現時，就更容易用零食點心等等嘗試獲得孩子的愛。

知道這些研究成果之後，我們就可以了解，跟長輩溝通、增進長輩對孩子健康體態的認知以及食物份量的認知是解法的基礎。

我們也可以同理長輩，給予食物是為了表達愛，但還有更好的方法，我們可以從下列幾個做法開始：

1. 耐心溝通，建立共識：我們可以用本書的體重與成長相關章節，與長輩共同了解健康飲食、健康體態的重要性，強調「吃得健康」而不是「吃得多」。
2. 提供健康替代品：取代傳統高熱量零食或果汁，讓長輩優先給予水果、堅果或低糖點心。
3. 引導長輩一起參與健康料理：帶著阿公阿嬤與孩子一起準備健康食物，讓疼愛轉化為對健康的支持，一樣可以表達對孫子的寵愛。

你相信嗎？讓大腦聞到飽就可以控制食物攝取

最後是一個我常在門診分享，無論大人小孩都可以使用的小技巧，讓自己不容易被誘惑去吃下高熱量的加工食物。

我們的生活中總是充滿各種食物香氣，尤其是很多麵包坊，總是會刻意釋放高熱量食物的香氣，比如蛋糕餅乾的奶油香等等，讓我們忍不住飢腸轆轆，受吸引的大腦就不自覺渴望攝取這些食物。然而，我們的大腦其實是可以「聞到飽」的！

研究發現，當我們聞到食物的香氣時，大腦便會被激起食慾，這就是「感官特異性食慾」，尤其是高脂肪或蛋白質相關的香氣。

但是，這個機制雖然可以被用來吸引我們購買食物，也同時可以用

來抑制我們吃不健康食物的衝動！研究發現，當今天我們聞這些吸引人的環境食物香氣不到 30 秒時，我們就更傾向於去購買高熱量高油脂的食物，來滿足自己被誘發的渴望。

但當今天我們持續聞超過 2 分鐘，反而會讓大腦以為自己「已經吃過」，進而降低對高熱量食物的需求感，轉而傾向購買更加健康的食物選擇，也就是當大腦聞到飽的時候，就不再渴求這些不健康食物！這個現象雖然聽起來不可思議，但卻非常實用。

當今天走在街上我們聞到炸雞的香氣，會勾起我們渴望油炸食品的慾望，這時候如果我們快速走過，被誘發的渴望就會作祟而影響我們的食物選擇，但如果我們乾脆地在原地聞到飽，很可能大腦就會以為已經吃過了，進而讓我們在接下來吃得更健康。

有時候我們在吃一份炸物，頭幾口特別好吃，吃久了特別膩，或者在炸雞攤前站著等待，等久了就覺得空氣中充滿油膩味，沒有那股衝動了，很可能就源自於：大腦已經覺得自己吃飽了。

推薦大家嘗試看看，也可以讓孩子嘗試看看是不是經過 2 分鐘後聞到飽，其實就克服了不健康飲食的衝動；另外藉由控制食物的香氣，我們也可以調整孩子對健康食物的喜好，讓孩子更加喜歡健康營養的蔬菜選項。

第五章

運動、睡眠與生活習慣：
隱藏的成長關鍵

在成長過程中，大家時常在意吃得好不好、吃得夠不夠，一旦成長不如預期，就優先想到是不是缺乏了什麼營養。

但在臨床實務上，運動與睡眠常是被忽視卻又影響力極其重大的兩個因素，和健康成長密不可分。如同一首協奏曲，充足的營養也需要藉由運動跟睡眠來促成荷爾蒙的平衡分泌，均衡的協同作用能幫助孩子達到健康的體態與最佳的成長發展。

運動除了促進健康、減少肥胖之外，更能夠刺激生長激素的分泌，並且能強化骨骼、肌肉，幫助孩子成長更加茁壯；而睡眠則是恢復與建設的關鍵時刻，生長激素的分泌及細胞修復都在這段時間達到高峰。

在快節奏的現代生活中，許多孩子的運動量不足，睡眠質量也難以保證，讓他們的健康受到隱形的危害。

我們需要的不只是提醒，更需要行動——藉由策略性地幫助孩子建立健康的運動與睡眠習慣，讓孩子能夠發揮自己最好的成長潛能。

每個家庭都有不同的功課跟需求，這也往往造成很多爸媽知道要早睡要運動，但是礙於生活作息的差異而難以執行。

接下來，我們從原理去了解孩子的運動需求，並分享如何透過運動來逆轉健康風險，同時了解睡眠與運動如何互補，如何才能更好地執行，調整出一個更適合自身家庭的生活作息、又能支持健康成長的生活模式。

1
孩子的運動需求與成人不同：量身打造的活動計劃

我們前面提到過，孩子每日的建議運動時間是 60 分鐘。但實務上，我們遇到最大的問題，就是家庭對孩子運動量需求的認知落差。

在台灣因為國健署推廣每週 333 的概念已久，很多人都知道「每週 3 次、每次 30 分鐘、心跳大於 133 下」的這個口訣，卻不知道這是針對「成人的運動需求」擬定出來的口號。

孩子們處在成長發育的階段，活動與探索的需求更大，藉由運動刺激生長的需求也遠大於成人，因此一週三節的體育課，每次 50 分鐘，扣掉集合等等雜務的時間，真正運動的時間也許並不到 30 分鐘，這遠遠不到孩子們所需要的運動量。

只有不到三成的孩子，能夠達成每週共 420 分鐘中高強度運動的建議量。我們更需要從日常生活中找機會，幫助孩子動起來，拒絕當「沙發馬鈴薯」。

▍動起來才能逆轉健康危機

運動不只應該是孩子生活與成長中的一部分，更是對抗代謝症候群的有力武器。就像我們前面強調的，代謝症候群，包括肥胖、胰島素抗

性、高血壓、高血脂等健康問題，已經不再是老年人獨有的困擾，而運動則是能夠逆轉這個進程的重要解方。

在門診中我常常跟孩子強調，你不用做太久、強度也不用太高，先動起來最重要！很多時候，只是生活做一點小小的改變，每天簡單的 10 分鐘健身操，就可以看到身體顯著的變化，這樣的成功案例在門診中比比皆是。

也有一些脂肪肝導致肝指數上升的孩子，只是簡單調整飲食跟開始運動，三、四個月內體重下降幅度雖不高，肝指數就降回正常水平。孩子們的身體還沒有累積太多傷害，相對容錯空間高，就容易逆轉這些代謝造成的傷害。

往往在門診中，當我指著從紅字變回黑字的種種指標給予肯定時，孩子都很驚奇：「這麼明顯的嗎？」

是的，孩子們的身體就是這麼能夠顯著反應出努力與改變。身體一直在拚命平衡想保護孩子的健康，只要踏上正確的路，孩子們的身體就會快速給予反饋。

◆ 逆轉的關鍵在於開始

代謝症候群的核心是代謝功能的失衡，而運動可以從根本上調整這種失衡。研究顯示，只是開始健走，就可以促進我們細胞內的發電廠——粒線體的功能，讓細胞啟動燃燒脂肪的開關，進而讓代謝正常化。運動可以促進**燃燒熱量**，**改善體脂分佈**、**提高胰島素敏感性**、**促進心血管健康**。

最新的研究認為，我們體內的脂肪細胞也分成健康的跟不健康的脂肪組織：不健康的脂肪組織往往血液灌流差，導致長期缺氧發炎，讓身體一直接收到發炎的訊號而受損，當這些脂肪進一步堆積在肝臟，讓肝臟清除胰島素的功能下降，就會加深胰島素阻抗進而導致血糖上升與糖尿病的發生。

運動可以促進脂肪組織的血液灌流，讓更多脂肪組織變成健康的脂肪組織，降低身體的發炎，也讓肝臟的脂肪減少，降低血糖問題。即使體重依然過重，有運動的人體內的脂肪組織比較健康，心血管相關疾病的發生率及死亡率也會顯著降低，整體來說更加健康。

運動強度與時間的平衡

時常有人問我：「那游泳可以嗎？」、「打球可以嗎？」、「那爬山可以嗎？」對於這些專項運動，我都會說：沒有不行，孩子有興趣最重要。

在鼓勵孩子動起來時，並沒有什麼運動是特別好或不好的，重點並不是項目，我們需要關注的反而是另外兩件事：運動的「**強度**」與「**時間**」。適合的強度能有效刺激心肺功能，促進生長激素分泌，而合理的時間則能避免因過短而來不及產生效益、或過長而導致過度疲勞。

◆ 運動強度的分類與影響

運動強度可以簡單分為低強度、中強度和高強度三種，每一種強度都對身體有不同的影響。

低強度運動：如散步、輕鬆的瑜伽或伸展運動、簡單沒有跳躍的健身操。雖然這些運動消耗熱量有限，但能幫助放鬆心情，促進身體血液循環，對於剛開始運動或肥胖孩子來說，低強度運動是一個安全且容易接受的起點，也避免了身體一開始就進行過高強度運動而受傷的風險。

中強度運動：如快走、慢跑、跳繩，或騎自行車，這是孩子運動的主力範圍。中強度運動能顯著提升心肺功能，促進新陳代謝，並對生長激素的分泌起到刺激作用。

高強度運動：如短跑、球類競賽或高強度間歇訓練（HIIT），雖然高強度運動對燃燒脂肪與促進肌肉生長非常有效，但過度頻繁或時間過長可能導致疲勞累積，影響孩子的健康與成長，因此需要量力而行。

一般來說，要到中等強度以上的運動，對於孩子生長激素分泌刺激的效果才會比較好。在實務中，大家常常會困惑：「那我怎麼判斷運動的強度是否適當？」我們可以用一個簡單的「**談話測試**」來評估：如果運動時孩子可以輕鬆說話或唱歌，則強度偏低。如果運動時孩子可以斷斷續續說話、沒辦法一口氣說完整句話，也不可能唱歌，則是中強度。如果運動時孩子只能勉強吐字或完全說不出話，則是高強度。

◆ 運動時間與生長激素分泌

對於正在成長的孩子來說，生長激素的分泌是促進身高發育的關鍵之一，而運動對於生長激素分泌的影響極為顯著。

適當的運動時間能顯著提升生長激素的分泌，一般來說，中等強度以上的運動大約 10～15 分鐘後，會開始有比較明顯的生長激素分泌，而低強度的運動，則可能要 30 分鐘以上才會有些許效果。

過短的運動時間可能無法充分刺激生長激素的釋放，達不到促進成長的效果，也因此我們常常說，單純下課出去玩 10 分鐘，其實是不夠的；沒有達到足夠強度的短時間運動，刺激的效果相對有限。

而過長的運動時間，尤其是高強度超過 90 分鐘，可能因為累積疲勞反而抑制生長激素的分泌，甚至增加身體的壓力荷爾蒙而影響成長發育，也因此，這也是為什麼先前我們提到過專項運動的運動員，反而有可以身高發育不如預期。

在實務中，我們可以簡單記憶充足刺激的時間：
如果是低強度運動，要持續超過 30～60 分鐘。

如果是中強度運動，要持續超過 10 ～ 30 分鐘。
如果是中高強度的運動，要持續超過 10 分鐘。

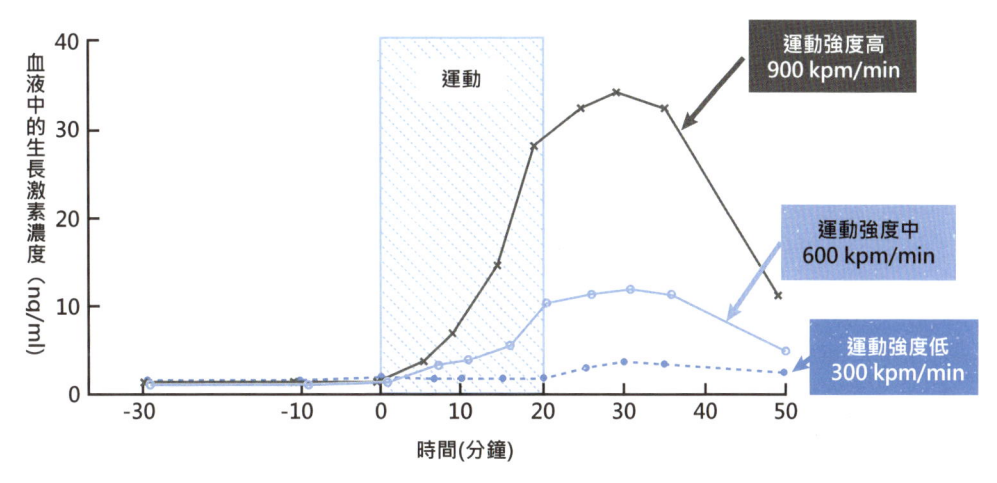

Adapt from J Appl Physiol 1976; 41: 523-7.

◆ 生活中的運動安排建議

在繁忙的現代生活，很多孩子課業繁重，常常講到運動都愁眉苦臉，另外一部分困難則是因為生活作息而很難挪出時間。確實，要一次挪出一整段的 60 分鐘運動很不容易，我們可以有些小調整，比如：

分次完成：我們不一定要安排一段完整時間才能運動，每天至少 60 分鐘中高強度運動，我們可以選擇分次完成，例如早上 20 分鐘快走，中午體育課運動 30 分鐘，晚上跳繩 10 分鐘，但考慮到刺激的效果，每次盡量維持 10 分鐘以上。

提供選擇：避免單一的運動選項，比如每天都一定要跳繩或跳高，而是選擇孩子喜歡的運動項目，或是在固定的運動時間裡，我們可以提供好幾種選擇，避免孩子讓認為這是每天的苦差事而厭煩。

給予鼓勵：當孩子執行了一定次數的運動，可以給予孩子鼓勵，運動與健康確實是孩子的事，但是我們依然可以為他們的努力和堅持而鼓掌，當運動能力有了顯著的進步、或是達成一個小小的里程碑（比如連續跳繩一百天），我們可以約定一個體驗式的獎勵，比如一起去哪裡玩，這會讓孩子將運動與正面經驗連結，從而養成良好運動習慣。

家庭運動：每週可加入 1～2 次的全家運動時光，比如在週末時光以羽毛球、騎自行車等運動作為家庭活動，不僅能增加孩子的運動量，也能促進家庭連結。此外，在臨床上我們也發現，往往家長一起加入運動，孩子的動機更強，更不會有「為什麼只有我要運動」的剝奪或牴觸感。比如爸媽一起帶出去跑步的孩子，回診時爸媽跟孩子的體態都進步一大截，而且習慣能更為持久，全家人一起健康！

不同目的的運動計畫安排

除了上述的大原則之外，針對孩子有不同的健康目標，我們可以設計有針對性的運動計畫，針對孩子各自的身體狀態、日常作息與運動的目標需求，規劃適合的運動計畫。

◆ 以控制體重為核心的輕度運動

當孩子有體重過重的問題，多半是因為平時的運動量不高，甚至稍微走幾步路就氣喘吁吁，如果貿然要求孩子跑步、跳繩、或者高強度運動，往往容易造成傷痛，而讓孩子更加抗拒運動。因此我們需要循序漸進，避免高強度運動給孩子帶來壓力，並以建立持續運動的習慣為重點，幫助孩子減少體重、身體逐步適應之後，就能在日常生活中自然增加活動量。控制體重的運動計畫著重於「提升新陳代謝」、「燃燒多餘熱量」以及「改善脂肪分佈」。

◆ 建議的運動類型與安排

低強度有氧運動：我們可以選擇散步、健走、游泳或騎自行車，也可以從不需要跳動的健康操開始，以每次 10 分鐘的輕量運動，先讓孩子的心肺功能以及身體關節適應活動，再根據孩子的狀況，逐步增加運動時間。這些低強度的運動能持續改善細胞粒線體的工作效率，幫助燃燒脂肪並且提升新陳代謝，適合剛開始運動或體重過重的孩子。

定期的運動能力測試：在臨床實務上，我們可以定期幫孩子做一些運動能力的測試與確認，常見的包含 6 分鐘行走測試，看孩子 6 分鐘內可以走多遠，或是 600～800 公尺的跑走測試，看孩子需要花多久才能完成，不要小看這些看似簡單的小項目，很多飽受肥胖困擾的孩子走了 1、2 分鐘就開始喘，但經過一段時間的健走有氧，後續的測試就有顯著的提升，這時候不只孩子有成就感，我們也知道，孩子的心肺功能與肌肉狀況足以應付更高的運動強度，就可以制定更合適的運動計畫。

生活化的運動融入：除了安排特定時間運動，控制體重的其中一個重點在於改變生活習慣，很多時候孩子們回家就都坐著甚至躺著，上下學也都由家長接送，很少有活動的機會，我們可以由生活習慣開始改變，例如每天多爬幾層樓梯、用步行代替搭車、參與家務活動、或者飯後全家一起出去走走。這些小小的改變就能讓孩子的活動量逐步增加，而不至於感到壓力。

◆ 幫助孩子分辨受傷和痠痛、預防傷害

需要體重控制的孩子，往往身體的重量負擔較大、肌肉及肌腱等軟組織又較少受到鍛鍊，在運動開始的初期，如果操之過急，就容易受傷，尤其在膝蓋跟腳踝的部分要特別注意；而受傷的疼痛容易進一步讓孩子認為自己不行、或是運動很痛苦，進而抗拒改變。這時候我們應該要早期協助孩子辨識自己是否受傷、或是只是肌肉纖維的微小破壞與修

復造成的痠痛感。

痠痛：一般來說，進行不熟悉不適應的活動，動用到不常使用的肌肉，就可能有痠痛，在運動的當下或幾小時內，不太會出現，一般以延遲性痠痛的形式出現，大約在運動後 12 小時左右開始痠痛，並且會由輕慢慢覺得加重，大約到三天時間到達頂峰，而後就會自然慢慢消退。

受傷：相對來說，肌肉的拉傷或撕裂，在發生的當下就會明顯感到疼痛，並且隨著動作會越來越嚴重，也因為受傷的關係，該部位容易會有紅、腫、熱、痛的常見發炎徵象，只要重複動用到那個部位，就會越發嚴重，即使沒有運動該部位也可能一陣陣疼痛，而持續的時間多半超過一週，甚至可以長達一個多月。

當發生受傷情況時，我們可以優先對受傷部位採取冰敷，並且和孩子討論，是什麼動作、什麼姿勢造成的，了解是否姿勢不良導致特定部位過載，也可以讓孩子了解，這個狀況的發生代表身體的警示：目前這個部位還沒有充足的準備，需要後續降低該部位的訓練負荷。

此外，在受傷後的兩週內，建議讓該部位好好休息，有充足的恢復，避免求好心切持續運動導致傷情加重，孩子反而有可能因為挫敗感而放棄運動。

◆ 運動效果的評估：增肌減脂 BMI 可能不會下降

我們先前有提到，評估孩子的體態主要藉由 BMI 來進行評估；然而在控制體重的過程中，BMI 也許不是最佳的監控指標。

常常我們會非常關注 BMI 的數字變化，期待看到體重下降，但卻可能好幾個月都沒有什麼變化，孩子常常會感到很委屈：我都那麼努力了，結果一點效果都沒有。如果這時候我們沒能給予比較好的評估指標，孩子就容易因為挫敗跟無所適從而放棄。

事實上，就跟我們大人在控制體重鍛鍊身體時，會希望可以「增肌

減脂」一樣，當孩子開始運動並調整飲食，理想的狀態就是順利地「增肌減脂」，此時體重或許不會顯著減輕，甚至可能略有上升。這是因為肌肉的密度比脂肪高，同樣重量的肌肉體積遠小於脂肪，當孩子的脂肪減少、肌肉量增加時，外型上可能變得更加緊實，但BMI指數的變化卻未必明顯。

比如門診中，我常常見到小五小六的男孩很努力進行低強度有氧運動和適當的力量訓練，飲食方面也由家長協助調整成健康營養的項目，連著三個月的回診體重都沒有變化，孩子感到十分挫敗，也會抱怨「就跟之前一樣，努力也看不到成效，我就是瘦不下來！」。

但事實上，孩子的脂肪肝已經顯著改善，肝指數、血糖、血脂肪都有顯著的進步，這都反映出了孩子的努力已經改善了他的身體機能，而當我們使用身體組成分析儀器確認後，結果是孩子的脂肪減少了兩公斤、肌肉增加了兩公斤，導致體重帳面上看起來毫無動靜。

但其實這就是運動新手期的美好祝福，減少了脂肪又增加了肌肉，有助於後續的體重控制，孩子的運動耐力和專注力也會顯著提升。也因此，我們需要認知到，開始控制體重的初期，單看BMI或體重數字可能會忽略更重要的身體改變。

這時候，我們可以從三個面向來評估，反映孩子的身體變化與實際進步：

體脂率變化：可以透過定期身體組成分析（如使用 inbody 等設備）來追蹤孩子的體脂率與肌肉增長，這比單純的體重數字更能反映體態改善的程度。

腰圍與身型：我們可以目測孩子的體態變化，很多肥胖的孩子開始運動後，整個人身型是有顯著改善的，另外我們也可以有一些更量化的指標，比如定期測量腰圍和觀察衣物的貼合程度，都能幫助我們直觀了解孩子的身體變化。

運動表現與日常活力：就像前面提供的建議，我們可以定期進行孩子的運動能力測試，確認孩子的耐力、體力是否提升？也可以問孩子，是否自己有感覺能夠更輕鬆地完成運動或日常活動？是否更不容易喘？這些指標更能反映健康的改善，也能讓孩子意識到自己身體的進步與對日常生活應對能力的變化，進而得到成就感。

促進身高的運動方式：

當孩子沒有顯著體重問題，通常爸媽們希望孩子多運動的誘因都是「能不能再長高一些！」

確實，運動可以幫助孩子骨骼更好地發育，增進下肢的骨密度，並且提供軟骨及生長板充足的刺激，進而達成身高的更好發育，也因此，促進長高的運動會以中高強度的跳躍與伸展運動為主，並要有規律性與適當的恢復期，才能更好地幫助到孩子而不至於累積身體的負荷。

促進身高的運動計畫重點在於「刺激骨骼生長」、「提升生長激素分泌」以及「促進肌肉與骨骼協調發展」。

◆ 建議的運動類型與安排

在這樣的運動目標之下，我們就會更偏向選擇中高強度有氧運動，我們可以優先選擇孩子有興趣的運動項目，並且混合搭配不同類別的運動，來達成更全面的發展促進，例如：

跳躍類運動：如跳繩、籃球、排球等，能直接刺激骨骼生長板，加強下肢骨密度，同時促進生長激素分泌。

伸展類運動：如瑜伽、體操或游泳，這些運動能拉伸脊椎和關節，改善體態，為骨骼提供更多的發展空間。

全身性運動：如田徑、球類運動等，能同時刺激肌肉和骨骼的協調發展，增強身體素質和心肺耐力，為身高發育奠定基礎。

這些不同的運動項目，我們可以組合搭配，並不一定只有跳躍類才

能促進成長，伸展類的運動能夠幫助體態的拉伸，減少駝背等問題，看起來也會更加高挑，全身性活動可以促進均衡發展、有更好的心肺耐力，除了養成維持孩子日常表現的體力，協助釋放壓力，也能幫助平時上課更加專注。

◆ 運動時間與頻率

針對增進生長激素分泌的目的，同樣考慮到我們前面講到的「時間」跟「強度」。

每次運動至少 30～60 分鐘，包含 10 分鐘的暖身和 10 分鐘的收操。每週進行至少 3～5 次中高強度運動，如跳繩或球類運動，並搭配 1～2 次的拉伸運動，如瑜伽或游泳。

保證足夠的休息時間，避免過度疲勞影響生長激素的分泌。

當孩子因為課業無法確保運動時間時，我們才會傾向選擇最簡便的做法：跳繩。並且我們可以跟孩子解釋原因：跳繩不需要特別出門也不需要特別的裝備，不受天氣影響，對壓力巨大的孩子來說，是性價比最高的活動。

運動強度維持在一秒一下的跳繩，每次 10 分鐘，每天總計三次，持續超過半年，是研究文獻證實對長高速度有顯著增進的跳繩方式。

我們可以安排孩子在學校執行一次、下課執行一次、回家執行一次，每次簡短時間比較不造成負擔，通常在青春期最後衝刺階段的孩子也比較願意執行。

> **以長期健康為前提的運動計畫：**

無論是以何種目的為導向的運動計畫，都要考慮到孩子生活作息、身體的負荷能力，更要避免求好心切而忽略了休息的重要性，運動可以幫助孩子舒緩在現代社會巨大的課業和同儕壓力，但也要避免讓運動變

成壓力本身。

在這些運動中，最重要的是選擇孩子喜歡的，長高這件事情是一個持續好幾年的發展過程，貫穿了孩子整個童年時間及青少年期，當我們養成孩子運動習慣時，可以考慮：這個活動孩子要維持至少十年。

有這樣的基本前提，我們就不會選擇一些看起來好像比較有幫助，但孩子無法持久的運動，比如孩子最討厭跳繩，我們就可以選擇其他比如籃球、跳床等等的運動項目，同樣有跳躍及刺激下肢骨質密度與生長板的效果；而當孩子對某項運動表示厭煩時，可以加入變形、競賽或者全家一起參與的元素，讓運動變得更有趣。

比如跳繩可以挑戰兩圈一跳、交叉跳、雙人跳，或是跟家人競賽誰每天跳得多、跳得久、最快學起新花樣、連續最多下沒有被繩子絆到。這些都可以讓例行公事的運動，變得更加有趣，增加孩子的參與意願。

而當孩子可以持續一個習慣超過 60 天，多半就能繼續延續下去，甚至到今天沒有做覺得全身都不對勁的程度，這時候我們就知道已經成功將「運動習慣」這個健康的禮物贈與給孩子，讓他帶到未來。

對成長來說最重要的，就是「**健康**」，在這個過程中，我們收穫到了「**長高**」這個副產品。

2
睡眠與生活習慣：
隱藏的成長關鍵

　　在成長的道路上關注營養、堅持運動，但還有一個常常被低估的關鍵：睡眠，這是孩子健康成長中不可或缺的一部分。

　　在我們的文化中、勤勞是一個大家強調的特質，睡眠就常常被犧牲。我在多年的經驗中發現，大家對於孩子應該要睡多久、怎麼睡，往往毫無觀念。

　　爸媽們可能更關注孩子的飲食是否均衡、運動是否足夠，但往往忽略了睡眠的品質與作息的穩定性，對於身高發育、體重管理，甚至情緒與學習能力，睡眠都有著舉足輕重的影響，睡眠不足除了影響荷爾蒙導致長不高外，也增加性早熟和肥胖的風險。

　　接下來我們會先深入了解睡眠與生活習慣對孩子成長的深遠影響，進而提供具體的作法與經驗，幫助大家調整孩子的日常作息、建立一個有利於健康成長的生活環境。

　　每個家庭都有不同的作息與生活，睡眠和生活習慣的調整像一場長跑，需要支持與耐心，慢慢嘗試，才能逐步找到最適合孩子的方法。

睡眠是分泌生長激素的關鍵時段

我們前面不斷提到，在孩子的成長過程中，生長激素的分泌扮演著不可或缺的角色，然而生長激素的分泌並不是恆定的，隨著我們的作息和、飲食和身體狀況，會在每天不同時段有起起伏伏，並且在睡眠期間達到高峰。

孩子每天的生長激素分泌，有超過三分之二集中在夜間睡眠期間，也因此，這就是孩子們成長的關鍵時段。**研究顯示，生長激素的分泌在進入深層睡眠時達到高峰，而這段時期多數集中在入睡後的第一個週期，也就是晚間十點到凌晨兩點之間。**

這是促進骨骼延長和肌肉增長的重要時段，如果孩子在此期間沒能進入深層睡眠，生長激素的分泌便會大幅減少，進而影響骨骼的縱向生長和身體的整體發育。越晚進入睡眠，當晚的生長激素分泌峰值就會越低，長此以往，整體的生長激素分泌當然就遠少於同齡人，進而影響生長。

睡眠時間不足對生長的重要影響：
- 縮短生長激素的分泌時段。
- 降低生長激素分泌的峰值。
- 增加壓力荷爾蒙（皮質醇）的分泌，對抗生長激素的作用。

這些效應，在生命的極早期就已經很明顯，在 2 歲以前，睡眠時間就已經展現出了與身高的正向相關性，睡得夠的孩子，從嬰兒期就已經開始領先，而這個優勢，會隨著後續成長與習慣的維持進一步放大，從而成長為更高的大人，甚至到高中，睡眠時數對身高都還有顯著的相關性與預測效果。臨床上，這個影響也非常地顯著，極其符合我們的經驗。

兒童長高靠睡眠，青春期衝刺身高更是！

臨床經驗上，長得不好的孩子往往晚睡，在門診中問起來，很多幼稚園的孩子卻十點多才睡。

這種差異在雙胞胎會特別顯現出來，有時候兩個孩子的身高可以差到 5、6 公分，臉長得一樣，卻像差了一個年級，就是一個愛睡覺、一個天天摸到很晚、不怎麼睡覺。

當孩子原本長得還行，近期卻長得不好時，我們在門診中會追問近期發生了什麼事情？這個狀況十有八九是最近有了特別的事件，導致開始熬夜和壓力大。

最常見的就是某些參加了某些競賽，為了備賽犧牲一兩個月的睡眠，這時候回診，算起來的身高成長速度就會顯著地停滯，但爸媽通常沒有察覺，往往是回診時經過追問與討論，爸媽才會想到這件事情對生活作息的整體影響，驚覺睡眠缺乏對成長有如此巨大的影響。

除此之外，孩子在青春期會有身高的飆升，從青春期前的每年 4 ～ 6 公分進到一段成長的黃金時光，大約在青春期中期兩三年的時間，孩子的身高成長可以高達每年 6 ～ 10 公分，在遺傳身高較高的孩子身上更可能超過每年 10 公分。

這樣的身高成長，除了性荷爾蒙的促進之外，更來自於青春期飆升的生長激素分泌及生長因子濃度。

爸媽們常常期待青春期孩子會自然進入身高衝刺期，當飆升期已經進入下降階段、整體身高不如人意時，來到門診才發現原來是睡眠出了問題！

青春期少掉的睡眠，會變成追不回來的身高，影響到孩子原本有的遺傳身高潛力，犧牲掉最終的成人身高。

我們需要認知到，不是進青春期身高就會自動飆升的，這當中的基礎建設就是充足的睡眠，身體才能夠充分發揮潛能，分泌足夠的生長激

素（GH）、生長因子（IGF），創造身高的衝刺期。

另一個佐證是，寒暑假及假日時，選擇多睡的青春期孩子跟選擇滑手機、打遊戲到深夜的孩子，有完全不同的成長軌跡。

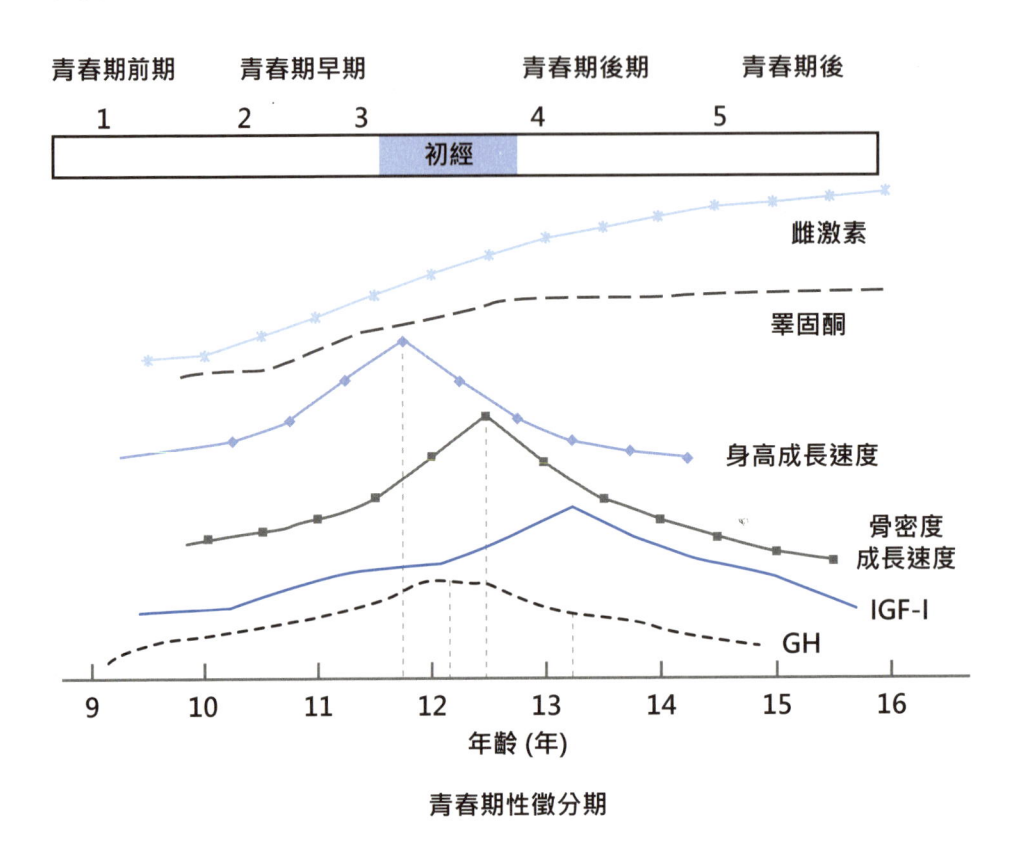

青春期前期　青春期早期　　青春期後期　青春期後
　　1　　　　2　　3　　　　4　　　　5
　　　　　　　　　　初經

雌激素
睪固酮
身高成長速度
骨密度成長速度
IGF-I
GH

年齡（年）

青春期性徵分期

以往的寒暑假，課業壓力比較小，孩子們大多選擇補眠，也因此一個寒暑假回來就會抽高一大段；然而近年我們發現，課業壓力減小時，孩子們更容易熬夜打遊戲或刷手機，結果一個暑假回來，預期要長的身高沒有長出來，反而是體重高出一大截，孩子跟家長都嚇到。

研究和經驗都告訴我們，睡眠是一個青春期鮮少被重視、卻有極大影響的成長關鍵。

只要發現孩子進青春期了，我就會跟孩子叮嚀：「接下來兩三年，是決定你人生身高的關鍵期，少睡一天，就少一點身高的發育，我知道你在課業之外很需要放鬆，可是現在是關鍵時間，我們盡量少滑一點手機、早一點點睡，然後長到你自己期待的身高，好嗎？」

建議的睡眠時間：國小至少要 9 小時！

講了許多睡眠的重要性，但很多時候，我們根本不知道孩子應該睡多久，甚至連大人自己的睡眠，都是長期不足的。

通常大家比較熟知的是一天要睡滿 8 小時。這其實是國中以上孩子的最低限度，不是可以往下減的起始標準。門診中我們常常遇到，以為有睡滿 8 小時就很多，因此為了要拚課業、要打遊戲，就犧牲睡眠，進一步縮減到 6、7 個小時作為交換的孩子。這是一筆極其不划算的交換。

我們需要讓孩子知道，這是以大腦專注力下降、記憶力下降為代價延長的時間，熬夜的時光會降低效率、增加自己的疲憊，並不會真的增加多少收穫，卻要以健康成長為代價。

那建議的睡眠時數到底要多少呢？以下我們看看專業建議。

美國睡眠醫學會及美國兒科醫學會對兒童睡眠時數的具體建議：
- 嬰兒期的孩子最少 12 小時。
- 學齡前的孩子最少 10 小時。
- 6～13 歲的孩子每晚 9～11 小時的睡眠。
- 14～17 歲的孩子每晚 8～10 小時的睡眠。
- 18 歲以後每晚 7～9 小時的睡眠。

不知道大家的孩子們，是否都有符合建議呢？時常我說出這個時間標準時，許多爸媽會感到驚嚇。

台灣的孩子大部分都是六點到七點需要起床上學，能不能符合建議時長，絕大多數取決於幾點去睡覺，但孩子晚上常有許多行程，會延遲到十點多、十一點，算起來，睡眠總是嚴重不足的。

除了睡眠不足的問題，晚睡也會影響內分泌，一般我們會建議，最好九點就上床睡覺，這樣可以最好地跟上生長激素分泌的高峰。

晚睡、睡太少都會增加性早熟風險

就像我們上面提到的，晚睡這件事情，會影響到內分泌、進而影響到決定青春期起始的神經內分泌系統，導致青春期提早，以及青春期更快結束，進而減少最終的身高。這件事情，在男孩身上，尤其具有重要的決定性。

研究發現：晚於九點睡的孩子，青春期過早的風險是：男生 **4.5 倍**、女生 **1.5 倍**。晚於十點睡的孩子，青春期過早的風險進一步上升：男生 **7.4 倍**、女生 **2 倍**。

睡不夠 10 小時的孩子，青春期過早的比例顯著上升，男生女生都一樣，而且風險倍數是遠遠超過其他飲食或飲料的影響。每天睡不到 9 小時的孩子，青春期過早的風險是：男生 **4.5 倍**、女生 **1.8 倍**。

當我們努力督促孩子的飲食、孩子為了長高努力運動，晚睡、睡不夠這件事情造成的影響卻很可能遠遠超過我們的努力，門診中總是許多爸媽在問：「為什麼會這樣？為什麼會這麼早？」睡眠的影響在當中，佔了極重要的地位，這也是什麼我們總是說，睡眠是隱藏的成長關鍵。

睡眠對身高和體重的雙重影響

◆ 睡眠與內分泌的深層聯繫

睡眠不足對內分泌的影響是全方位的，除了生長激素減少之外，最顯著的作用發生在調節飢餓感與代謝功能的荷爾蒙上。

無論是急性的短期熬夜或是慢性睡眠不足，血液中兩種與食慾相關的荷爾蒙——**瘦素（Leptin）**和**飢餓素（Ghrelin）**都會產生明顯失衡：

瘦素（Leptin）：先前的章節曾經提到過，瘦素是負責向大腦傳遞「已飽足」的訊號。睡眠不足會抑制瘦素分泌，讓孩子容易感到飢餓。

飢餓素（Ghrelin）：促進食慾的荷爾蒙，睡眠不足時分泌量會顯著增加，導致進食慾望上升，特別是對高熱量食物的渴望。

這兩種荷爾蒙失衡會造成進食慾望與飽足感脫節，孩子更傾向於攝取過多高脂、高糖食物。除此之外，睡眠不足會增加皮質醇（Cortisol）的分泌，長期皮質醇過高除了會壓制生長激素的分泌與作用，更會促進脂肪堆積，特別是內臟脂肪。

因為這些內分泌的變化，睡眠不足的影響，不只在大孩子，甚至研究從小寶寶身上就已經發現，睡眠不足會顯著增加過重風險，更會進一步影響到學齡前的 BMI，這個階段甚至都還沒有計入夜間行為的影響！

◆ 睡眠不足與肥胖的強關聯性

除了內分泌之外，睡眠不足會改變我們的夜間行為，以及日常的代謝狀況，身體為了保護自己，會傾向以吃更多、動更少來應對這樣的壓力事件。

睡眠不足促進肥胖主要來自三個面向：

內分泌失調：如同前面提到的瘦體素降低及飢餓素上升。

夜間進食：晚睡的孩子更容易在夜間進食，因為醒著更久、離晚餐

時間太久就容易餓，攝入的熱量更容易在夜間因為缺乏消耗而轉化為脂肪儲存。

代謝效率下降：睡眠不足會降低基礎代謝率，身體更傾向於儲存脂肪，進而增加肥胖風險。

當孩子因為睡眠不足而肥胖時，又會反過來影響身高發育，身高發育不佳會又容易讓孩子陷入不長高只長胖的困境，進而變成惡性循環。

因此，當孩子陷入體重和成長卡關的困境時，睡眠常是一個關鍵的要素，往往也是重要的突破點。

有睡覺不等於睡得好：睡眠品質不佳的徵象

除了睡眠時數之外，睡眠品質也很重要；許多家長認為，只要孩子每天按照時間上床睡覺，就等於有充分的休息。然而，我們在門診中經常見到的是，即使孩子每天看似「睡滿 8 小時」，但仍然出現上課打瞌睡、情緒易怒、學習力下降、甚至是身高增長停滯等問題。

這些往往不是因為睡眠時間不足，而是因為睡眠品質不佳。孩子可能上床了，卻沒有進入深層睡眠，影響了整體健康和生長激素的分泌。

有一些常見的睡眠品質不佳徵象，可以讓我們察覺孩子的狀況，並且進到醫療體系之中尋求協助；但值得注意的是，我們需要優先確保睡眠時數充足，仍有這些狀況，才進到睡眠品質不佳的評估，多數孩子都是晚上太晚睡，導致長期睡眠不足的狀況，而非品質問題。

◆ 睡眠品質不佳的常見徵象

早上起床疲憊不堪：孩子早上醒來後，應該有充足的精神。如果總是賴床、不願起床，或者即使起床後仍然表現得昏昏欲睡，這可能是因

為夜晚的睡眠沒有真正達到恢復效果。

白天嗜睡、注意力不集中、情緒不穩定：白天經常打瞌睡、注意力無法集中，甚至在課堂上入睡，這可能是夜間睡眠品質不足的警示；此外，長期的睡眠不良，會導致孩子難以控制情緒，這和大人類似，過於疲累會降低大腦應對挑戰及突發狀況的能力，進而讓孩子容易情緒失控，更可能影響在學校的人際關係。

夜間打鼾或呼吸不順：如果孩子睡覺時發出較大的鼾聲，或有間歇性的呼吸中斷，這可能是阻塞性睡眠呼吸中止症的徵象。這種情況會導致氧氣供應不足，除了影響生長激素分泌和整體健康，更會增加代謝症候群跟心血管疾病的風險。

尿床或夜尿：過晚喝水或睡眠過程中的不安定，可能導致夜間頻繁上廁所，進一步打斷深層睡眠。

夜間頻繁翻身或覺醒：如果孩子在夜晚總是輾轉反側，甚至半夜醒來數次，這代表睡眠過程被打斷，深層睡眠的比例不足。深層睡眠是促進生長激素分泌的關鍵階段，任何干擾都會直接影響這段時間的作用。

◆ 常見影響睡眠品質的因素

醫療需求——過敏性鼻炎和睡眠呼吸中止：在開始講到其他可調整因素前，我們需要先確認有沒有需要醫療介入的狀況，這些狀況導致的睡眠問題，常常不是由於家長不重視，而是受到潛在健康問題的影響，最常見的就是過敏性鼻炎與打鼾、睡眠呼吸中止，這些情況會干擾孩子的睡眠，還可能對健康產生深遠影響。

過敏性鼻炎：孩子經常在夜間因鼻塞、打噴嚏或流鼻涕而醒來，無法進入深層睡眠。鼻塞會迫使孩子改用口呼吸，進一步影響睡眠時的氧氣供應，導致睡眠片段化，讓身體無法充分休息與恢復。

當孩子有這種狀況時，導致影響睡眠時，建議到小兒科就診，可在醫生建議下使用抗過敏藥物或鼻腔噴霧劑，往往過敏控制住了，睡眠問題就迎刃而解，成長也就緩步上升。

睡眠呼吸中止：打鼾並不只是大人才會有的問題，很多孩子也可能因扁桃體或腺樣體肥大導致夜間打鼾，或是因為肥胖而舌根後倒、阻礙呼吸，更可能發展成阻塞型睡眠呼吸中止症，也就是會有一段時間鼾聲突然中斷，孩子暫停了呼吸導致缺氧，這種情況會打斷孩子的睡眠，讓身體無法進入深層睡眠，進一步削弱生長激素的分泌，影響骨骼和肌肉的發育及心血管健康。

如果孩子有持續打鼾的情況、甚至發現睡眠中有突然鼾聲中斷的狀況，應儘早到睡眠門診進行檢測，以免造成傷害。

有問題的作息習慣──錯誤的午覺：睡午覺對孩子的日間恢復有幫助，但如果安排不當，反而會干擾夜間睡眠的品質與規律性，可能導致孩子夜間難以入睡，甚至出現日夜顛倒的情況。比如午覺時間過長，夜間就會因睡眠壓力不足而難以入睡；而下午過晚的午覺則會影響生物鐘，讓孩子的睡眠時間向後推延，破壞自然的作息節奏。

電子螢幕的影響：螢幕藍光會刺激視覺神經進而刺激腦部活動，抑制大腦中褪黑激素的分泌，除了讓孩子不容易進入睡眠狀態，也影響神經內分泌的狀態。一般我們希望睡前至少 1 小時關閉所有電子設備，讓大腦自然進入準備睡眠的狀態。

不良睡前習慣：睡前進食、劇烈運動或攝取含有咖啡因的飲品（如茶、巧克力）都會干擾孩子的睡眠進程。一般來說，我們睡前 2 小時不建議再進食，會讓腸胃負擔加重、影響入睡，此外，睡前喝過量的液體，也造成夜尿進而容易打斷睡眠。

臥室環境或聲音干擾：過於明亮、過冷或過熱的房間都可能會干擾孩子的入睡過程，睡眠環境也應該儘量安靜，尤其是在孩子入睡的初期階段，任何突然的噪音都可能使孩子難以進入深層睡眠。

心理壓力：孩子因學業或人際關係壓力而無法放鬆，可能導致入睡困難，或是夜間頻繁驚醒。我們建議睡前進行放鬆的活動，例如閱讀故事書或輕柔的伸展動作，也可以跟孩子多擁抱及聊天，釋放孩子的壓力。

這些因素都對孩子的睡眠品質有著深遠的影響，當孩子面臨這些問題時，儘早識別原因，進行適當干預，才能有效改善睡眠質量。

3
建立有利於成長的日常作息

了解到了睡眠的重要性，以及常見的影響因素後，接下來我們來談談一些建立良好作息及睡眠習慣的具體建議。為了讓孩子在睡眠中獲得充分的生長激素刺激，以下幾個面向是我們可以調整進而幫助到孩子的部分：固定且規律的作息、穩定良好的睡眠習慣、適當的睡眠環境。

▌固定且規律的作息

我們的身體是有生理時鐘的，規律的作息能夠讓大腦習慣，進而調整荷爾蒙的分泌到最好的狀態。配合日出日落的自然光循環，有助於促進穩定的生長激素分泌及維持內分泌的穩定。此外，因為孩子的大腦仍不成熟，特別需要藉由特定時間的儀式，來提醒大腦該進入某項作息了，因此，睡眠儀式尤其重要。

◆ **作息安排建議：**

睡前 2 小時：避免使用電子螢幕產品，減少藍光干擾。室內燈光可以調得較暗。

睡前 1 小時：建立固定的放鬆儀式，例如泡溫水澡、換上睡衣準備上床睡覺。

睡前 30 分鐘：可以閱讀輕鬆的故事書，固定的活動可以幫助孩子進入適合睡眠的放鬆狀態。

起床後：固定的早晨儀式，如晨間拉伸或輕量運動，能穩定全天的生理節奏。

假日維持規律：每天固定時間上床睡覺，能夠讓大腦建立節律性，進而定時開始分泌退黑激素，更好地在固定時間進入睡眠，因此，我們也要盡量避免週末過度賴床或熬夜打破節奏，這反而容易讓孩子在週間有睡眠混亂的狀況。

調整就寢時間：對於晚睡的孩子，我們也不需要急著馬上將就寢時間拉到我們的目標，太過劇烈的變動往往難以讓身體適應，讓孩子躺在床上遲遲無法入睡，導致家庭陷入焦慮。

一般我們建議，逐步將起床時間提前，讓孩子晚上更早就累了，更容易入睡；以此方式，每一到兩週調整 15～30 分鐘，緩步地讓就寢時間提前，並且用一小段時間鞏固好大腦適應了的新作息，以幾個月為單位穩步改變習慣，能幫助孩子更平順地過渡到新的作息，提升成功率。

穩定良好的睡眠習慣

睡眠習慣的建立並非一蹴而就，而是需要長時間的耐心與調整，就像我們上面提到的，不建議一次性改變，導致身體不適應，反而加重家庭的矛盾。此外，我們可以藉由良好的睡眠習慣，來讓身體更能適應作息。

控制午覺時長：對學齡兒童來說，午覺時間可以盡量控制在 30 分鐘到 1 小時之間，讓孩子恢復精力，同時不干擾夜間睡眠。

選擇適當午覺時段：午餐後到下午兩點前是午覺的最佳時間，避免下午三點以後才開始午睡，反而會影響夜間入睡時間。

避免臥室午覺：盡量讓孩子在客廳或相對明亮的地方小憩，而非臥室，以防睡過頭或混淆日夜概念。

控制晚間活動：睡前 1～2 小時避免高強度運動或電子設備使用，讓身體和大腦進入放鬆狀態。

洗澡後上床：研究發現，洗澡後體溫上升、而後逐步下降的過程，可以讓身體更順利地進入睡眠，銜接上入睡後核心溫度下降的變化。

定時上床：固定時間上床，會給大腦準備睡眠的訊號，有助於荷爾蒙的分泌及深度睡眠的起始。

避免在床上進行其他活動：很多孩子會習慣在床上滑手機打電動，但我們建議盡量讓床就是睡覺的場合，進而讓大腦將床與睡眠綁定，這同樣會建立起躺上床就該睡覺的規律，幫助入睡。

避免過晚喝水：睡前 1～2 小時避免大量喝水，特別是對於容易夜尿的孩子，這樣可以減少半夜起床上廁所的次數，避免影響深層睡眠的連續性。同時，可以建立孩子養成白天多次少量補充水分的習慣，以減少晚間口渴的情況。

適當的睡眠環境

完全關燈：黑暗環境有助於身體更有效分泌生長激素，而睡覺時開燈可能干擾褪黑激素的分泌，降低入睡品質。即使是微弱的夜燈，也可能對身體的睡眠節奏產生干擾，如果孩子會怕黑，可以設定定時關閉的昏黃小夜燈，於孩子睡著後自動關閉。

適宜的室溫與濕度：過冷或過熱的環境都會影響孩子的睡眠品質。理想的室溫應維持在 20～24°C 之間，可以透過調整空調來維持適合的睡眠環境，如果孩子的後腦勺持續出汗，往往就表示已經過於溫暖，可能是室溫過高或是被蓋過多。同時，選擇透氣性良好的床單和被子，能幫助孩子在夜間保持舒適的體感。

安靜的環境：睡眠初期，孩子對聲音的敏感度較高，任何突如其來的噪音都可能打斷入睡或深層睡眠。如果家庭環境噪音無法避免（比如大馬路旁的交通聲），可以在孩子房間內放置舒緩的背景音樂或白噪音作為遮蔽，但同樣建議在入睡一段時間後關閉。

在這一章裡，我們深入了解了運動與睡眠如何影響孩子的身高與體態發育，希望這些通用的調整原則與做法，在幫助擁有不同家庭作息的大家建立健康成長的生活模式。

隨著孩子逐漸成長，身體會開始進入人生的第二快速成長階段——青春期。這個時期十分特殊，也是成長最後的黃金時期，下一章，我們將從如何辨識青春期開始，進一步探討青春期的成長特點、會損失身高的狀況，以及幫助大家抓住這段黃金時期進行體態管理，為孩子的未來健康與成長鋪設更穩固的基礎。

第六章

把握人生第二快的成長期：
青春期

在人生的成長旅程中，青春期是僅次於嬰幼兒時期的第二次成長高峰。這個階段，孩子的身高、體態、內分泌系統以及心理狀態都經歷著劇烈的變化，除了身高每年可以快速增加 6 ～ 10 公分，體重也隨著骨骼和肌肉的發展而顯著增長。

然而，這樣的快速成長，並非理所當然地達成，而是建立在營養、睡眠、生活型態等多方面的平衡基礎上。

青春期不只是成長的黃金時期，也往往是體態管理與健康風險的分水嶺。在這個階段，很多家長會提到，孩子突然變得很會吃，每天下課就開始瘋狂找東西填飽肚子，除此之外，孩子的情緒波動、對外在環境的高度敏感、以及學校課業的壓力，都可能造成孩子進一步的飲食與睡眠問題。

接下來，我們從如何識別青春期開始，了解孩子在青春期的重要變化及注意事項，針對近年發生率持續上升的性早熟，我們也會討論如何識別、有何影響、以及如何預防及處理。最後，從青春期特有的營養需求出發，幫助孩子們在青春期最佳化他們的成長與發展，長成更高更健康的大人。

1
我的孩子開始青春期了嗎？

青春期是成長加速的階段，孩子從身體到心理都會發生顯著變化。

然而，並不是所有孩子都有一樣的表現，有些孩子的變化非常明顯，比如身高的突然飆升或胸部明顯隆起，有些孩子則顯得平緩，身高成長沒有顯著增快、家長又不知道從何評估性徵，往往就錯過及時介入處理的時機。

這時候了解孩子身體的典型變化，以及如何判斷孩子是否進入第二次的成長高峰，就十分重要。

青春期的典型身體變化

青春期的開始由大腦下視丘-垂體-性腺軸的活化驅動。當這個系統啟動後，孩子的睪丸跟卵巢收到訊號逐步成熟，會開始釋放性荷爾蒙，身體內的睪固酮和雌激素就會迅速增加，促使身體進行性徵和身材的重大改變。

一般來說，台灣女性的青春期通常在 8～13 歲之間開始，男性則稍晚，在 9～14 歲之間。起始的時間受到多樣因素的影響，遺傳、營養、體重、甚至環境荷爾蒙都可能影響青春期的啟動時間。

◆ 常見的徵象

第二性徵的發展：針對第二性徵的評估，醫學上我們多半使用英國學者 James Mourilyan Tanner 所作的**青春期性徵分期**（The Tanner stages），將青春期的性徵成熟度分為五個階段。

> 男孩

睪丸的增大是青春期的第一徵象，接著是才會有陰莖的增大，接續著出現陰毛和腋毛，聲音變粗和肌肉增長也逐漸顯現。

值得注意的是，男生的青春期起始點只有睪丸的變大，因為在私密部位並且沒有其他特徵所以往往會被忽略，常常到青春期後期的變聲才被發現有性早熟或青春期過早，此時身高的損失已經難以逆轉。

因此建議大家在小學中年級後教孩子自己辨識，或是每三個月、半年幫小孩確認一下，以避免錯過介入時機。

第 1 期：尚未發育的睪丸。

第 2 期：睪丸開始變大，當我們將陰囊的皮往後推，界定出睪丸的橢圓時，睪丸本身的長徑超過 2.5 公分即為青春期的起始，此時睪丸大約為 4 毫升的體積。

第 3 期：睪丸進一步變大，陰莖的增長並不顯著，比較細心的家屬可能會有察覺，睪丸本身的長徑 3.6 公分就是進入第三期，此時睪丸大約為 10 毫升的體積。此外，東方人的毛髮較晚成長，所以這階段還不一定有陰毛的成長。從這時候開始，男孩會進到青春期身高成長的高峰。

第 4 期：睪丸進一步發育，陰莖也有顯著的增長，伴隨陰毛的出現，此時絕大多數孩子都能意識到自己發育了，睪丸本身的長徑約 4.1～4.5 公分、大約為 16 毫升的體積。此外，此階段大部分伴隨著變聲、初次夢遺等等初步成熟的徵象，而身高成長則進入快速下滑期。

第 5 期：成年男性的生殖器狀態，睪丸長徑超過 4.5 公分，大約在 25 毫升左右體積，伴隨陰毛、腋毛的完整發育。

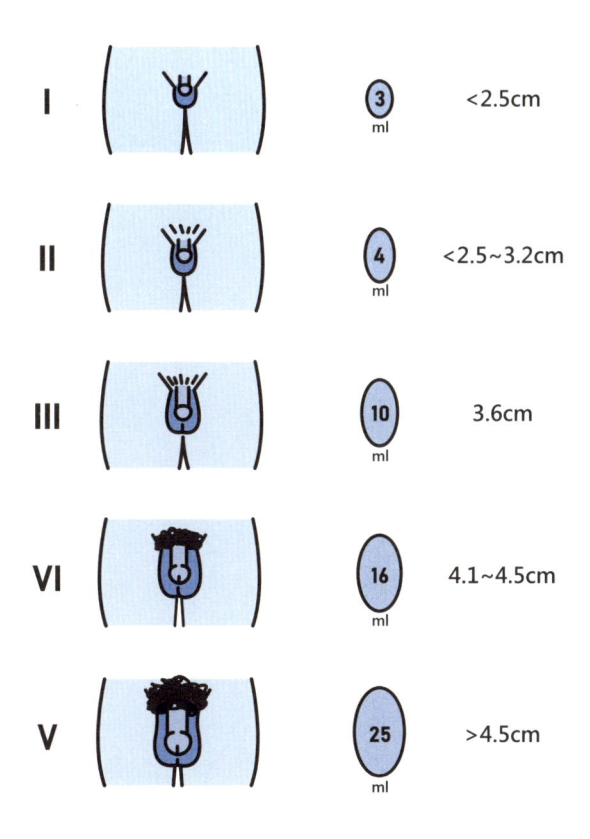

期別	體積	長徑
I	3 ml	<2.5cm
II	4 ml	<2.5~3.2cm
III	10 ml	3.6cm
VI	16 ml	4.1~4.5cm
V	25 ml	>4.5cm

女孩

乳房開始發育是青春期最早的徵象之一，大約有九成的女生從乳房開始發育，通常隨後出現陰毛、腋毛，並且初經則通常在乳房發育後 2.5 年開始。

值得注意的是，雖然圖中胸部跟陰毛發育是畫在一起的，但這兩者分屬於不同的發育進程，會各自打分，並不會完全同期發育。

第 1 期：尚未發育的胸部。

第 2 期：青春期的開始，乳房下方出現小硬塊，乳暈處開始出現顯著突起擴大，可能會癢或痛。一般體型的女孩可能在此時會有家長發現發育特徵。從這時候開始，女孩進到青春期身高成長的高峰。

第 3 期：乳暈擴大，濾泡組織在乳暈中，乳房下方出現顯著的陰影，不是明顯肥胖的女孩在這時通常都已經被發現發育。

第 4 期：乳房進一步變大，乳暈更加膨大，再次突出於乳房，一般來說距離第 3 期大約過一年到一年半時間，女生到這個階段基本上就會來初經，身高發育的速度會持續快速下滑。

第 5 期：成年女性的胸部，已經發育完成。

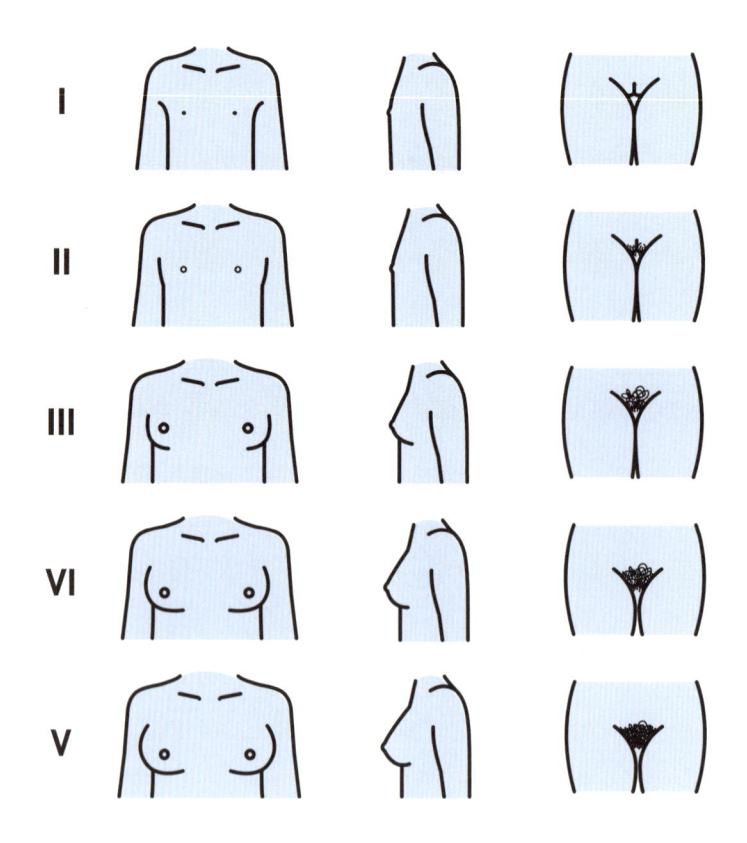

身高快速增長：青春期的生長加速（growth spurt）是最明顯的特徵之一。

在這個階段，加速分泌的生長激素、生長因子以及性荷爾蒙都會刺激軟骨細胞的增生及延長放大，造成骨骼快速變長，尤其是下肢的骨骼，讓孩子的身高在短時間內大幅增加。

女孩的生長高峰通常出現在青春期開始後 1～2 年，男孩則在 2～3 年後達到頂峰。

骨骼與肌肉的重塑和脂肪分布的改變：青春期不僅帶來身高的快速增長，也包括骨密度的增加和肌肉比例的提升，女孩在青春期相對較容易有脂肪比例增加，尤其集中於臀部和大腿，男孩則傾向於減少脂肪比例，肌肉更為發達，特別是在肩膀和上肢。

上述這些徵象，都是青春期的常見特徵。當孩子出現第二性徵發育跡象、合併身高的快速增長，我們就會傾向認定為青春期的起始徵象。

不同階段的身高衝刺速度

青春期會有身高的快速增長是大家比較有概念的事情。但這種增長並非是勻速的，不同的青春期進程代表了內分泌的活化程度，也直接影響了身高成長速度的高峰及衰退。

從下頁圖中我們可以看到，男孩與女孩的身高衝刺有著不同的起始時間，也有著不同的高度，女生整體而言青春期會更早開始，一般來說八歲以後陸續會有人進入青春期，男生而言則是 9 歲以後。

身高在進入青春期前會進入所謂的成長低谷，將近每年 4～5 公分，進到青春期後，初期增長速度尚未達到高峰，但會逐漸進入快速成長期的準備階段。

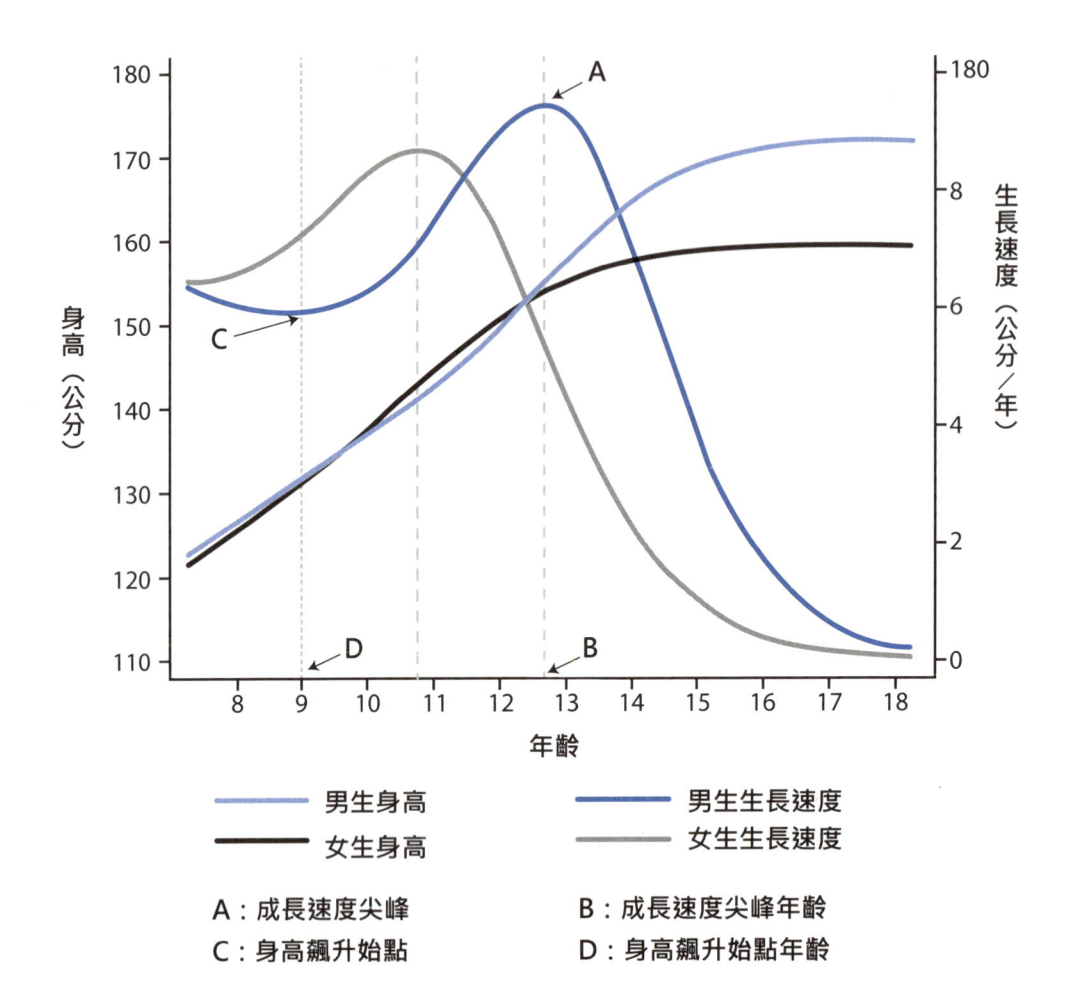

	男生身高		男生生長速度
	女生身高		女生生長速度

A：成長速度尖峰　　　　B：成長速度尖峰年齡
C：身高飆升始點　　　　D：身高飆升始點年齡

◆ 最高峰的成長階段

如果我們細細比對男女生成長速度與青春期階段的對應，可以發現，男女生的高峰會出現在不同的階段。

在青春期後，女生就快速進入高峰，而男生則往往十分隱蔽，需要再經過一兩年時間才進到高峰。總體而言，男生成長高峰的時間和高度都比女生為高，這也是男女身高差的主要來源。

男孩：男孩的身高增長高峰通常出現在第三期，每年的速度可以達到每年 8～12 公分。成長的高峰期通常伴隨著陰莖與陰毛的持續發育，變聲以及初次夢遺的到來近似於女孩的初經，表示高峰的末尾，這個區間大約兩年的時間。

女孩：女孩的身高高峰通常在第二期至第三期之間達到高峰，每年增長速度約為 6～10 公分。成長的高峰期通常伴隨著乳房的進一步發育，初經的到來則表示高峰的末尾，這個區間大約一年半到兩年的時間。

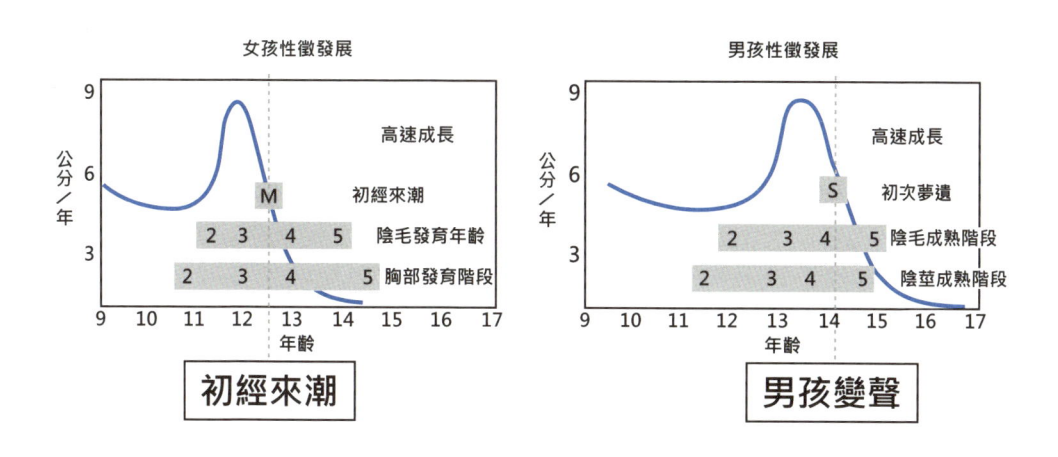

進入青春期後期，也就是男生第五期、第四期後，性荷爾蒙的濃度持續上升，更進一步促進生長板的鈣化與閉合，身高增長速度會明顯放緩，平均每年增長約 3～5 公分。在這階段之後 1～2 年內，生長板的軟骨細胞活性會大幅下降，身高增長接近停止。

每個孩子在這個階段的表現不同，因為遺傳、體態、生活作息等等因素，有的孩子的高峰不高、有的孩子終點來得特別早，這些都會顯著影響身高的發育結果。也因此，把握青春期前最後的成長機會，盡可能放大成長的高峰、延長成長的時間，是增加最終成人身高的重點。

荷爾蒙變化與骨齡

我們概念上常常都講「生長板」，聽起來好像就是一個東西的開開關關，但其實對專業醫師來說，生長板是四種不同階段的軟骨細胞組成的一個大集合。每一個階段的軟骨細胞會接收不同的訊號、做不同的事。他們分別是：休眠區、增生區、肥大區、鈣化區。

在出生時，接近關節的骨頭，會有一群在休眠中的軟骨細胞，而這些軟骨細胞會漸漸成長，同時受到生長激素、生長因子以及甲狀腺素的刺激，進到增生區，藉由細胞分裂來增加數量。

進一步的荷爾蒙刺激，比如生長因子、甲狀腺素的刺激會讓這些數量已經變多的軟骨細胞進一步肥大，這也就是我們的骨骼如何延長以及生長。

這些軟骨細胞後續就會走到鈣化區，軟骨細胞死亡，細胞內逐漸被礦物質累積取代，成為骨細胞，就成為我們的硬骨，這也是生長板逐步閉合的過程。

我們對骨齡的判斷，就是基於軟骨細胞成熟的進程，看軟骨硬化中心的出現、發育大小、以及生長板閉合的狀況，來判定孩子目前的內分泌及骨骼成熟狀態。

青春期身高增長的速度和性荷爾蒙、生長激素的濃度相關。青春期的生長激素和生長因子分泌會達到峰值，軟骨細胞被大量增生、肥大並且轉化為骨細胞，促進骨骼延長。

然而，雌激素在青春期扮演了雙重角色：低濃度時會促進軟骨細胞發育以及骨骼生長，但高濃度時卻是加速細胞進入鈣化區，也就是加速骨骼生長板的閉合，造成俗稱的「骨齡加速」。

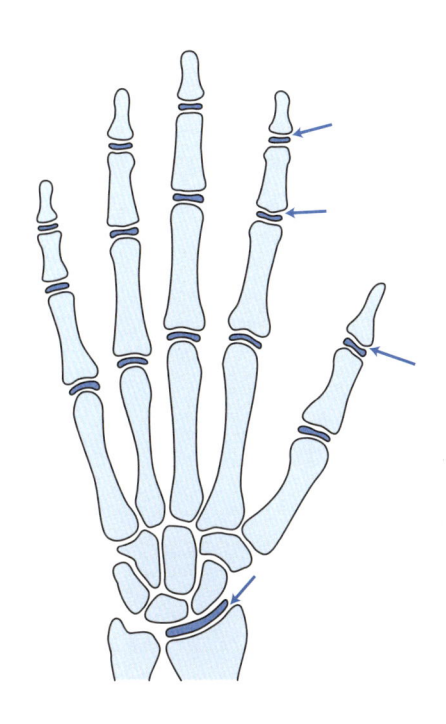

箭頭所指的白色縫隙（深藍色與淺藍色之間的白色位置）為生長板

這也是為什麼，我們往往要在青春期階段，較密集地監測骨齡，因為荷爾蒙的影響因人而異，不同階段都可能抵達促進骨齡成熟的「高濃度」雌激素，進而骨齡加速、身高卻沒跟上。

此外，每個孩子青春期成熟的速度不一，有的孩子可以到兩年半，但有的「快步調」則會出現性徵和骨齡的成熟都顯著加速，甚至一年出頭就發育完成的狀況，而這樣的狀況，更容易出現在青春期過早、或者出生很小隻的孩子身上，導致影響最終的成人身高。

在這個階段，我們可以每 1～3 個月測量一次身高，記錄成長速度，並定期確認青春期階段的特徵與進展速度，藉由兩者的吻合與否，及早識別可能的加速或早熟。

2
如何預防與識別性早熟？

明白青春期的荷爾蒙如何影響骨齡及身高後，我們進到另一個巨大的議題：性早熟。隨著現代生活型態的改變，性早熟的發生率無論在東西方都有上升的趨勢，在疫情期間，更是顯著飆升，而進一步成為大家共同關注的課題。

雖然大家都很擔心、卻往往對於成因及預防不得其法，聽了太多坊間說法導致家庭的焦慮甚至親子衝突，這些都是我們不樂見的。接下來，我們就來了解，性早熟為何發生、如何識別、以及如何預防。

▍什麼是性早熟？

性早熟指的青春期過早開始，第二性徵的發育比正常年齡更早出現，這個時間軸，男女生略有不同。

此外，臨床上有另外一群孩子，我們稱之為青春期過早，這些孩子可能過早有自己還不會應對的青春期發育狀態，比如乳房或初經，可能影響身心發展，也有更高的機率骨齡過快導致身高損失，因此我們也會列入重要的判讀與觀察對象。

女生：當第二性徵如**乳房發育**在 **8 歲**以前出現，即可被定義為「性早熟」，或是女生於 **10 歲以前出現初經**，往回推算就是 8 歲以前進入

青春期,也是性早熟;青春期過早部分,則視研究及國家不同,9 ～ 10 **歲以前**出現性徵都可以被定義為青春期過早。

男生:當**睪丸增大**或其他性徵在 **9 歲以前**出現,即可被視為性早熟,**青春期過早**則以 **10 ～ 11 歲以前**出現性徵為判斷依據。

如同我們前面提到的,性早熟的判定主要基於青春期性徵分期的評估,進入到第二期,也就是女生有乳芽組織的小硬塊出現、男生睪丸長徑超過 2.5 公分,即為青春期開始。

如果有懷疑性早熟的狀況,建議及時就醫,讓醫師判斷並結合骨齡檢測、荷爾蒙檢查與影像學診斷來確認發育的進程。

性早熟的成因與風險因子

◆ 不同驅動來源的性早熟

性早熟依據青春期驅動來源的不同,可以分為兩種主要類型:

中樞性性早熟(Central Precocious Puberty, CPP):由大腦下視丘 - 垂體 - 性腺軸的過早啟動造成,通常都是原發性的,也就是大腦自己決定太早給青春期的訊號,但是找不到其他顯著病理的機轉,這是最常見類型,以女生來說有九成五以上是這一類,男生則為五成左右。

周邊性性早熟(Peripheral Precocious Puberty, PPP):由性腺或腎上腺功能異常引起,與大腦給出起始訊號無關,通常是由腫瘤或特定內分泌疾病引起,這也是我們需要優先排除的類型。

◆ 中樞性性早熟的風險因子

中樞性性早熟因為多半為原發性,其發生通常涉及多重因素,常見的風險因子則包含:

遺傳：大約佔到六成，如果家族中有過早發育的病史，孩子發生性早熟的風險會顯著增加，特定幾種基因突變也會影響腦中的內分泌起始的時間軸，因此有高度的遺傳性。

肥胖：肥胖會促進體內雌激素的生成，增加性早熟的風險。

環境荷爾蒙：如塑化劑、雙酚 A 等化學物質，可能干擾內分泌系統，導致肥胖及性早熟。

睡眠不足：如我們前面提到的，晚睡及睡眠時數不足，都會影響大腦決定青春期的神經運作，進而增加性早熟風險。

過長的螢幕時間：研究發現，螢幕的藍光會透過視神經的傳遞，影響到大腦中決定性腺發育的神經細胞活性，進而增加性早熟風險。

缺乏運動：過少的體能活動，會讓身體處在長期的靜態之中，除了增加肥胖風險之外，也會增加性早熟風險。

在上面的風險因子中，也許大家會發現，很多坊間傳言的會導致性早熟的東西，都沒有在上面！

為此，我曾寫過一系列《流言終結者》，統整數十篇醫學上的實證文獻，來破除大家傳言中會導致性早熟的很多食物或物質，舉凡豆漿、山藥、雞肉、牛奶、精油，通過大量的研究我們其實會發現，這些都沒有顯著的相關性，反而常常被大家忽略的肥胖問題跟含糖飲料，有著更讓人擔憂的影響。

預防性早熟的具體做法

◆ 環境影響的概念

性的成熟，有賴於大腦的訊號，而大腦訊號又受到一定程度的環境調控，也因此，預防性早熟需要從日常生活中建立健康的生活方式做

起。概念上我們可以這樣理解：性發育是為了繁衍後代延續種族，這是人類祖先能生存下來的關鍵，所以那些會促使性成熟的訊號，其實就是讓我們的身體覺得「現在真是太安全安逸了，此時不繁衍更待何時」的訊號。

所以不運動、高脂肪、肥胖這些都會增加性早熟的風險；熬夜跟藍光的暴露，也會讓大腦覺得現在是長日照的春暖花開，是適合繁衍的狀態。從這個概念出發，我們就知道應該盡量避免那些東西。

◆ 實用的具體作法

飲食部分

1. **適當的體重管理，避免過高熱量**：肥胖與性早熟有明顯的相關性，短期內劇烈地體重增加，更容易誘發性早熟，此外，更高熱量的飲食跟更早的青春期相關，控制體重是預防性早熟的核心措施之一。

2. **減少含糖食物的攝取**：含糖飲料除了造成肥胖跟代謝症候群，研究也顯示會增加性早熟風險以及內分泌失調風險，尤其是含糖手搖飲當中的果糖，對內分泌系統有較嚴重的負面影響，更會增加婦女病的風險，要盡量避免。

3. **減少高脂肪食物、高加工的攝取**：舉凡炸物、動物的皮或油脂部位，這些都是容易造成肥胖的食物，也會增加性早熟的風險；此外，高加工食品的加工過程也容易含有更多的人工調味以及增加環境荷爾蒙含量的風險，應該盡量減少。

4. **增加水果、蔬菜及全穀類的比例**：同樣熱量之下，高纖飲食可以減少性早熟風險，高蔬菜水果的飲食跟更低的性早熟風險相關，台灣孩童有吃到足量蔬果的只有7%，記得多吃蔬菜唷！

5. **地中海飲食**：研究發現，強調多蔬果多全穀、適量堅果與海鮮、少紅肉少甜食的地中海飲食，不只有益大人的心血管健康，也有降低性早熟風險的效果。

6. **適度攝取豆漿或無糖優格**：坊間傳言豆漿有植物性雌激素要避開，但研究發現，大豆異黃酮會搶走雌激素作用的位置，反而會延緩青春期的起始，並且含有膳食纖維可以進一步減少性早熟風險；此外，發酵乳製品也具有延緩青春期的效果，但記得要是無糖優格唷，有糖優格的效果則變成含糖飲料了。

7. **補充維他命 D**：研究發現，缺乏維他命 D 可能增加性早熟風險，台灣有幾乎三分之二的孩子有缺乏或邊緣性缺乏，可以每天補充 400～600IU 的維他命 D，同時也促進生長唷！

生活習慣與作息

1. **規律運動**：每週至少保持 3～5 次中等強度的運動，如跳繩、游泳或跑步，促進健康的新陳代謝，較多的日常身體活動會減少性早熟的發生機率，除此之外，青春期期間運動較多的孩子，青春期成熟速度也會較為延緩。

2. **減少螢幕時間與藍光暴露**：研究發現，藍光的暴露會經由視神經刺激調控性荷爾蒙分泌的腦細胞，進而增加性早熟的風險，因此盡量減少螢幕的使用時間。

3. **保持充足睡眠**：確保孩子每天有足夠的休息時間，學齡兒童建議每晚 9～11 小時的睡眠。晚睡或睡眠不足可能影響內分泌平衡，增加性早熟的可能性。

環境部分

1. 減少環境荷爾蒙暴露：許多化學物質可能對內分泌系統造成干擾，如塑化劑（Phthalates）、雙酚 A（BPA）。這些環境荷爾蒙可能造成肥胖、進而影響青春期起始時間，並且提高婦女病與癌症的風險。

2. 選擇安全材料：選用不含 BPA 或塑化劑的餐具和水瓶，避免使用受損的塑膠製品，微波時也盡量使用陶瓷或玻璃餐具，避免塑膠製品溶出環境荷爾蒙。

3. 減少加工食品：食品的加工過程可能接觸到添加劑和荷爾蒙殘留，選擇新鮮天然的食材有助於降低風險。

4. 避免過多香氛產品：減少室內噴灑芳香劑或香氣過於濃烈持久的洗浴產品，這些都可能含有定香劑及環境荷爾蒙成分，選擇天然清潔劑或經過認證的純天然精油，可以降低化學品的暴露。

5. 注意孩子的玩具：近年我們發現很多中國未經驗證的玩具在市面上出現，因為價格低廉，孩子們常在學校附近的小店購買，這些塑膠玩具往往含有過量的塑化劑，長期接觸把玩，就有可能影響荷爾蒙，尤其是史萊姆或捏捏樂等大面積與孩童皮膚接觸的玩具，更要留意。

3

青春期的特殊營養需求：
把握身高、預防肥胖

　　青春期伴隨著身高的快速增長和身體結構的劇烈變化對營養的需求與成人或其他年齡階段有很大的不同。

　　同時，青春期也是肥胖的關鍵時期，孩子從主要接受家長準備的食物，逐步因為課業等因素過渡到自己購買餐食，若孩子對營養的概念不足，導致自行選擇的食物營養攝取過多或不均衡，就可能導致過重甚至肥胖問題。

　　在這個關鍵時期，平衡身高的增長與體態管理是重要的課題。此外，此階段的一些飲食習慣，可能影響內分泌狀態，影響青春期的性荷爾蒙濃度，從而影響青春期的步調與身高成長的高峰時間。

　　在青春期章節的最後，我們來了解一些青春期特有的飲食營養需求：蛋白質是促進骨骼、肌肉發展和軟骨生長的重要營養素，無論任何階段，蛋白質對成長來說都是不可或缺的，但是青春期的蛋白質來源選擇，可能影響青春期步調。

增加植物性蛋白攝取

研究發現,青春期攝取以植物性蛋白質為主的飲食,可能些微延緩青春期的進程速度,高比例動物性蛋白質的飲食會讓孩子更早進展到身高成長高峰,加速整個進程,紅肉尤其影響較大。

也有多項研究表明,青春期攝取較多的紅肉,會讓男孩的睪固酮更快上升,更快進展到成長高峰。另外,高脂肪攝取量的飲食也跟青春期過快相關,高脂、高熱量的動物性蛋白質如果攝取過多也會增加肥胖風險,進一步加劇影響。

在青春期,我們建議以植物性蛋白為主,搭配適量的動物性蛋白,達到均衡的攝取:

推薦的植物性蛋白來源:豆漿、豆腐、毛豆、豆皮、黑豆等,這些食物不僅蛋白質含量高,還含有多種維生素和礦物質,有助於健康發育。

搭配動物性蛋白:魚類、海鮮、雞蛋、瘦肉等低脂的動物性蛋白質可作為補充,尤其以 Omega-3 較多的鯖魚、鮭魚為優先選擇,建議避免加工肉品如香腸、熱狗,其中含有過多的鹽分和添加物。

控制比例:每日蛋白質的攝取應占總熱量的 20 ～ 25%,並以植物性蛋白為主要來源。

熱量運算的方法:避免飢餓但不要發福

青春期的孩子代謝速率高,但過多的熱量攝取仍可能導致脂肪堆積。因此,熱量的計算應以滿足成長需求為目標,同時避免攝取過剩。

每日熱量需求：根據身高、體重和活動量，每位孩子的熱量需求有所不同。一般活動量較大的男孩每日 2200～3000 大卡，女孩每日 2000～2500 大卡。

避免空熱量食物：例如含糖飲料、洋芋片、糕點等，這些食物的營養價值低，卻含有大量熱量，更容易越吃越餓，導致體重增加。

分配均衡餐次：一天三餐加兩次健康小點心，例如水果、無糖優格、堅果，能夠避免因飢餓引起暴飲暴食。

飲水的需求：促進代謝、避免爆食

青春期的快速成長以及較高的活動量會讓孩子對水分的需求增加，水是調節代謝和促進體溫平衡的重要元素，當孩子缺乏水份時，也常常會以為自己是飢餓而吃更多，多多補充水分能幫助減少因飲料攝取過多糖分而帶來的肥胖風險。

每日建議攝取量：簡易的算法是 1 公斤體重每天至少要喝 30～40 毫升的水，也就是一個 50 公斤的孩子至少要喝到 1500～2000 毫升，並且視活動量及天氣的變化，需要再往上調整。

避免甜飲料：青春期的孩子有特別高的比例會例行性攝取飲料，多數市售含糖飲料（例如奶茶、果汁飲料）每瓶可能含超過 300 大卡的熱量，這些糖分在體內容易轉化為脂肪，建議用白開水或無糖茶代替。

養成主動飲水習慣：準備可重複使用的水瓶，提醒孩子在課間或運動後補充水分。

青春期是孩子成為成人前的最後一段時光，往往也是我們還能幫孩子們建立好習慣、養成好體態的最後時間，卻也是壓力巨大、叛逆又不

好溝通的時光。

　　作為一名兒科醫師，我和大家一樣，陪伴孩子們度過了青春期，就會看著孩子們畢業、獨立，成為全然為自己負責與選擇的「大人」。

　　希望在這個章節，能夠陪伴大家與孩子安心地度過這個變化巨大、狂風驟雨，卻又極其重大的階段，避免體態失控的風險，健康地「轉大人」，在未來的路上走得健康幸福。

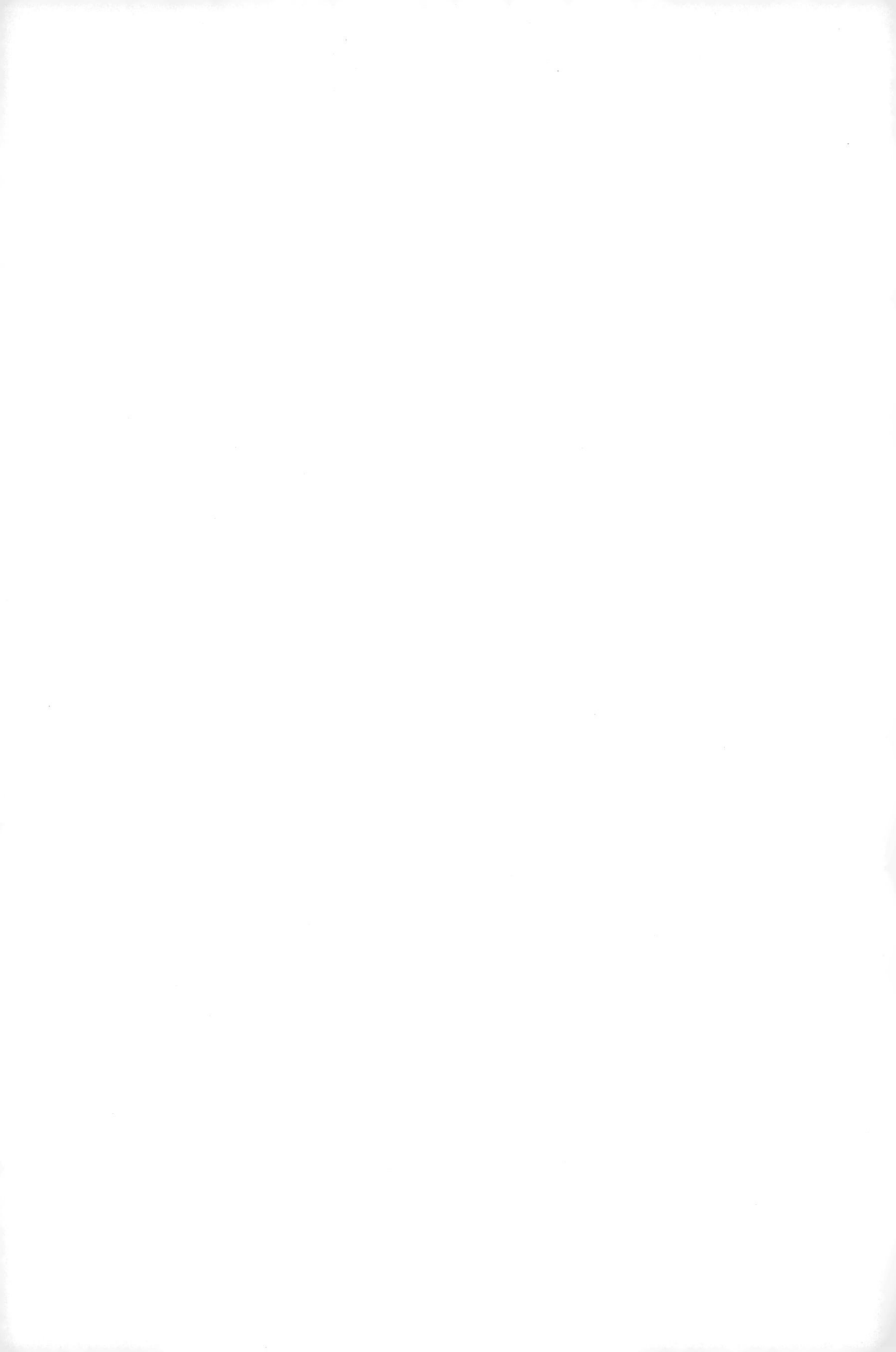

第七章

尋求專業幫助：
醫療需求與注意事項

在成長的過程中，即使有良好的成長觀念，孩子仍可能會遇到各種身高或體重的問題。

這些問題有時只是正常變化的範疇，有時則可能存在潛在的醫療需求，如果沒有及時辨識和處理，就可能會對孩子的健康和未來產生深遠影響。

最後的章節，我們將從醫療需求的角度出發，簡明地統整前面提到的各種概念，從判斷孩子的成長是否需要專業的醫療協助開始，提供大家基礎的指南，了解醫療的旅程與注意事項，讓大家在面對疑問時，能夠及時尋求幫助、進行檢查，並與專業醫師有效溝通。

1
需要就醫的警訊

▍身高或體重曲線異常的情況

在成長的過程中,生長曲線依然是孩子健康發展的重要參考依據,透過每三到六個月測量身高與體重,進而運算出整年的成長速度與趨勢,我們就可以持續追蹤孩子的發育狀態。

以下是需要注意的異常情況:

生長速度明顯異常:如果孩子的身高或體重在短時間內快速上升或下降,可能代表有一些潛在的健康問題。

身高:以**小於 4 公分**、以及**非青春期期間大於 6 公分合併第二性徵發育**為切點。

體重:以**一個月內**增加或減少 5%、**三個月內**增加或減少 10% 的體重為切點。

因為孩子的成長未必是線性向上,有時候會如階梯般稍緩一段再長一段,通常我們會以三到六個月為單位,觀察一個較長期趨勢。例如,六個月區間內推算起來身高一年增加不到 4 公分,可能就有成長遲緩的疑慮。

與同齡孩子差距顯著：當孩子的身高或體重明顯落後於同齡人，可能意味著生長激素分泌問題、營養吸收問題，或其他系統性疾病。

生長曲線的偏離或停止：身高或體重曲線持續偏離正常百分位（如一年內從 50 百分位突然下降到 3 百分位以下），或持續數個月無法觀察到成長，都是需要就醫的警訊。

青春期發育過早或遲緩的跡象

如同前面所述，青春期是孩子第二次成長高峰的重要階段，這個階段的進程異常可能對孩子的最終身高及心理健康產生深遠影響，因此小學後就要幫孩子多加注意，尤其在身高突然有顯著的成長時。

性早熟的警訊：
女孩：8 歲前乳房發育或陰毛生長，10 歲前來初經。
男孩：9 歲前睪丸明顯增大或出現陰毛。

青春期發育遲緩的徵象：
女孩：13 歲後仍無乳房發育或 15 歲仍未初經。
男孩：14 歲後睪丸未開始增大或聲音未發生變化。

性早熟可能使生長板過早閉合，影響成人最終身高，而青春期遲緩可能暗示內分泌功能不足或者其他遺傳性、慢性疾病。當發現觀察到這些跡象時，就要及時尋求專業的兒童內分泌或新陳代謝專科醫師評估。

持續的飲食問題或行為改變

孩子的飲食習慣，在養成後會具有一定的固著性，長期累積會對身形與成長造成重大影響，此外，飲食與行為的改變也可能反映出孩子的心理或生理問題。

食量過少、偏挑食導致體重過輕、成長遲滯：兒童偏挑食是常見的狀況，要改善需要長期的調整，但假設孩子顯著食量過少，出現體重過輕（BMI 小於 15 個百分位），甚至進一步出現成長遲滯的狀況，就要擔心孩子是否是疾病造成的消化不良、腸胃問題、或是內分泌異常。

食量過多導致體態顯著改變：如果孩子有持續性肥胖、突然食慾大增、無法控制飲食，往往代表潛在內分泌問題或心理壓力；青春期的孩子則容易因為成長加速而食慾旺盛，這時候可以先給予較正確的飲食營養觀念，如果後續依然有體態失控的狀況，依然需要專業介入。

節食行為與身材焦慮：青春期是節食行為的好發年齡，錯誤的資訊與社群媒體的渲染，可能導致孩子對外表的過度關注，進而進行不健康的節食行為，甚至引發厭食症等等問題，除了影響心靈健康外，更會影響內分泌與成長。

2
常見檢查與評估

在尋求醫療協助時，家長與孩子往往會擔心不知道後續會做什麼、為什麼要做這些檢查，這篇會概述介紹可能的檢查與評估項目，以便提前與孩子溝通，也會讓整個就醫過程更加順利。

接下來，我們來了解哪些檢查能幫助醫生判斷孩子的生長、荷爾蒙狀態，以及是否存在潛在的健康問題。

兒童青少年體檢項目

基本的身體檢查是了解孩子健康狀況的基礎。針對生長發育的檢查中，以下幾項較為常見及重要：

身高與體重測量：利用生長曲線追蹤孩子的長期的成長趨勢，確定是否達到應有的生長速度、達到成長潛力的合理範圍。也因為是長期趨勢，我們建議家長攜帶學校定期測量、或是自己在家裡測量的身高體重紀錄。

身體質量指數（BMI）：評估體位是否在健康範圍內，過輕或過重都可能影響生長潛力。

第二性徵評估：一般我們會拉起簾子或到獨立的小空間，檢查性徵發育的進度，比如女生的胸部、會陰部、男生的睪丸、陰莖，判斷是否有性早熟或青春期遲緩的跡象，以及確認青春期的步調。特別注意的是，除了觀察之外，為了確認發育狀態，會需要觸診，這也是家長需要提前跟孩子告知並且徵求同意的部分。

頭圍及臂展：觀察頭圍及骨骼發育的狀態，可以了解是否有骨骼發育異常或是結締組織問題，排除遺傳性疾病。

外觀與胎記：有一些遺傳性或染色體相關的疾病，如纖維性骨失養症，容易有性早熟或青春期延遲的狀況，透過外觀或胎記的判讀，會讓醫師更快聚焦方向，在就診時爸媽也可以先統整孩子是否有特別的胎記告知醫師。

運動能力：了解整體健康狀況，特別是過重或肥胖的孩子。

這些項目能提供初步的資訊，幫助我們判斷是否需要進一步的檢查、以及細項。

骨齡檢查：了解孩子的生長潛力

骨齡檢查是生長發育評估中的核心項目之一，能直接反映孩子骨骼的成熟狀態，進一步推測當前內分泌狀態及生長潛力。

骨齡的部位：骨齡是孩子骨骼實際發育的年齡，通常透過拍攝左手腕 X 光片來判斷，並根據骨化中心的出現與生長板的大小，與標準骨齡

圖進行對比。

何時需要進行骨齡檢查：身高明顯落後或提前的孩子、出現性早熟或青春期遲緩跡象時、希望對孩子的最終身高多了解時。

骨齡的解讀
骨齡超前：通常與肥胖、性早熟或內分泌異常有關，可能導致生長板提早閉合。
骨齡延後：顯示出可能有營養問題、生長激素不足或其他系統性疾病。

骨齡檢查的結果並不適合獨立判讀，需要搭配當前的身體狀態、體態、青春期發育狀態，來判斷是否在適當的區間。

專業醫生則能統整這些訊息來判斷孩子的最終身高潛力，並及時給予適切的介入與成長策略。

內分泌檢查：荷爾蒙與生長的關係

內分泌系統在孩子的生長發育中扮演重要角色，當生長曲線異常或出現性徵發育問題時，抽血進行檢查是進一步確認病因的關鍵。以下是常見的檢查項目

◆ 生長因子／生長激素檢測

生長因子：主要為單次抽血，用以測量體內的生長激素轉化後較為恆定的生長因子，以此代表長期的生長激素分泌及轉化的狀態。如果發現顯著不足，可能進一步進行生長激素激發測試。

生長激素激發測試：因為生長激素主要在夜間深睡時分泌，檢測需要誘導出生長激素分泌的最高峰，以判斷是否低於正常範圍，也因此需要也就是使用藥物（如胰島素）讓身體處於巨大壓力之中，引發身體分泌生長激素的反應，並在特定時間段抽血進行檢測，因為這項檢測較有風險，需要住院進行，且分為兩天進行兩種不同藥劑激發，才能夠準確判斷。

◆ **性荷爾蒙檢測**

透過檢測促性腺激素釋放激素（GnRH）、濾泡刺激素（FSH）、黃體生成素（LH）、睪固酮、雌激素等的性腺激素水平，用以了解大腦青春期訊號的活性、以及性腺發育的進展。依照檢測方式的不同，又可以分為單點式或誘發式。

單點式檢測：在門診直接抽血，檢測當下荷爾蒙水平，用於判斷荷爾蒙是否達到青春期門檻、或是不成比例地上升。

誘發式檢測：注射 GnRH 刺激藥物後，在 1 小時內多次抽血，通常需要額外安排，並且需要較長時間、較繁瑣的流程與注意事項，用來確認身體是否對性荷爾蒙釋放的誘導藥劑有反應、性腺激素反應是否正常，以判斷是否進入青春期。

◆ **甲狀腺功能檢測**

甲狀腺功能對於生長及代謝的影響重大，甲狀腺素不足可能導致生長遲緩或智力發育受損；甲狀腺亢進則可能導致骨齡過快、身材消瘦，進而影響成長潛力。

甲狀腺素（T3、T4）：檢測甲狀腺素水平，了解甲狀腺功能是否正常。

促甲狀腺激素（TSH）：了解大腦與甲狀腺的調節是否正常，檢測是否有甲狀腺功能低下或亢進。

◆ 副甲狀腺素及鈣／磷檢測

副甲狀腺素（PTH）是調節體內鈣與磷代謝的重要激素，其平衡對骨骼健康及生長發育至關重要，如果失調會出現骨骼發育異常。

副甲狀腺素（PTH）：了解副甲狀腺功能是否正常，是否存在副甲狀腺功能亢進或低下的情況。

血鈣（Ca）：檢測血液中鈣濃度，了解鈣吸收是否充足，以及是否有異常的鈣代謝情況。

血磷（P）：評估血液中的磷濃度，與鈣代謝密切相關，磷濃度過高或過低都可能影響骨骼健康。

◆ 血糖與糖化血色素檢測

血糖與糖化血色素檢測主要用於了解血糖狀況，特別是有肥胖或代謝問題的孩子、合併有糖尿病的家族病史，要特別小心。兒科學會建議，過重及肥胖的兒童，10歲以上應該定期檢測空腹血糖。

空腹血糖檢測：評估基礎血糖水平，了解胰島素敏感性是否正常。

糖化血色素（HbA1c）：反映過去三個月的平均血糖水平，用於判斷是否有早期糖尿病或代謝異常的跡象。

◆ 維他命 D 檢測

維他命 D 是促進鈣質吸收及骨骼發育的重要元素，同時幫助免疫力，缺乏時可能導致骨密度降低、骨骼發育受阻，甚至出現骨骼變形（如佝僂病），此外，也可能增加性早熟的風險。

血清 25（OH）D 濃度檢測：了解日常維他命 D 的攝取是否充足，尤其是日曬不足或飲食不均衡的孩子。

◆ 皮質醇檢測

皮質醇是壓力荷爾蒙，其水平過高可能干擾生長激素分泌，並導致

脂肪堆積及代謝紊亂。如果有短期內快速的體重增長加劇，就可能安排檢測，過高的皮質醇可能提示慢性壓力或庫欣症候群。

血液皮質醇濃度：透過清晨或午夜血液樣本測量皮質醇濃度，必要時搭配尿液或唾液檢測，了解皮質醇分泌的波動狀況。

◆ 血脂肪檢測

血脂檢測主要評估孩子的代謝狀態及心血管健康狀態，特別是肥胖的孩子，兒科學會建議，過重及肥胖的兒童，應該定期檢測血脂肪，異常的血脂水平可能提示代謝綜合症或心血管疾病的風險，進而需要進一步的生活方式干預或醫療介入。

檢測內容：包括總膽固醇（TC）、低密度脂蛋白膽固醇（LDL-C）、高密度脂蛋白膽固醇（HDL-C）以及三酸甘油脂（TG）。

3
專科諮詢指南

當孩子出現需要進一步醫療評估的警訊時，選擇合適的專業進行諮詢是關鍵的一步。

接下來針對常見需要專科協助的情況，提供大家就醫方向與專科功能的解說，讓孩子在需要時避免冤枉路，得到最合適的醫療幫助。

▍何時需要諮詢兒童內分泌或新陳代謝科？

兒童內分泌或新陳代謝科是處理生長、荷爾蒙及代謝相關問題的核心科別，需要考慮諮詢的情況包含：

生長曲線異常：當孩子的身高或體重顯著低於或高於正常範圍，或生長速度不如預期（如一年內長高不足 4 公分或非青春期時過快超過 6 公分）。

青春期發育異常：如果孩子出現性早熟（如女孩 8 歲前乳房發育、男孩 9 歲前睪丸增大）或青春期遲緩（如女孩 13 歲後仍無第二性徵發育、男孩 14 歲後睪丸仍未增大）。

肥胖或過輕：持續性肥胖可能伴隨代謝問題，過輕則可能影響骨骼健康與內分泌平衡。

疑似內分泌疾病：如甲狀腺功能異常、生長激素不足、或多毛症等疑似與荷爾蒙失調相關的症狀。

專科評估的流程與重點：詳細病史詢問：包括生長曲線、出生史（出生身高體重、是否早產、是否有產傷）、發育史、疾病史、家族病史、生活習慣與營養狀況。

身體檢查：針對身高、體重、BMI及第二性徵的發育進行詳細評估。

檢驗與影像檢查：如內分泌抽血檢測、骨齡拍攝或進一步影像學檢查。

營養師的角色：個性化飲食計劃

營養師的專業不僅是提供正確的營養建議，更能根據孩子的特殊需求設計個性化、適合家庭生活形態的飲食計劃，並且建立正確的飲食觀念。

需要考慮諮詢營養師的情況包含：

體重管理：針對過重或過輕的孩子，營養師能根據生長需求設計均衡飲食，避免過度減重或不當補充。

偏挑食或飲食失衡：幫助改善長期偏挑食、進食不足或過量攝取高脂高糖食物的習慣，在早期習慣養成時期給予正確飲食觀念，提供食物替代選項與飲食教育。

特殊需求：如食物過敏、麩質不耐、代謝性疾病或需要增加特定營

養素（如維他命 D、鈣、鐵）時。

> **營養師諮詢的流程與重點**

飲食日記分析：需要家長或孩子記錄三天到一週內的飲食內容，作為飲食狀況評估的依據。

營養評估：根據生長曲線與健康目標，以及當前飲食的問題，提出具體的飲食調整建議。

長期追蹤：飲食的調整與修改並不是短期內就可以達成的事情，營養師通常會以三到六個月為單位，定期跟進孩子的飲食行為變化，確保飲食計劃的執行效果並即時調整。

兒童心理醫師或心理師：處理體重相關的心理問題

體重或外表相關的壓力可能對孩子的心理健康產生重大影響，尤其是青春期的孩子，而心理狀態也會對孩子的體態造成影響，許多肥胖或厭食的狀況，都源於心理的關卡，此時身心科醫師或心理師的介入對於以下情況尤為重要：

節食行為與飲食失調：如果孩子對身材過度焦慮，開始進行極端的節食，或出現暴食、厭食等異常行為，身心科醫師或心理師可以提供專業的心理干預與治療。

情緒低落或焦慮：肥胖或身高問題可能導致孩子的自卑情緒，甚至產生社交孤立、學業表現下降等問題。

壓力與情緒調節：青春期孩子面臨學業、家庭及同儕壓力時，身心科醫師或心理師可以提供放鬆技巧與壓力管理的方法。

心理諮詢的流程與重點：初步心理評估：包括孩子的自我形象、壓

力來源及情緒狀態。

心理支持與介入：針對飲食行為、情緒調節等提供專業指導，必要時配合家長進行家庭療法。

建立支持系統：協助孩子與學校、家長及其他支持資源合作，共同改善問題。

4

特殊情況的醫療干預

　　當孩子們出現了複雜的健康問題，經過一系列評估之後，確認需要進一步的醫療介入，就進到了較為長期與慎重的醫療旅程。

　　在門診中，在解釋臨床推測、開立檢查時，爸媽就時常問我：「那如果是某某病的話，怎麼辦？」或是「那要治療嗎？」

　　針對這些擔憂，接下來我們就針對肥胖、飲食失調、荷爾蒙相關問題及生長激素治療的治療相關考量，了解各項治療方式及其目的。

▌肥胖治療的醫療介入

◆ 就醫環節與重點指標

當孩子出現一些臨床症狀，比如：

- 體重超過同年齡的 95 百分位。
- 合併其他併發症，如高血壓、高血糖、脂肪肝。體重快速增加，短期內超過健康範圍，比如半年內增加總體重的 10%。
- 出現代謝症候群之其他症狀，如：黑色棘皮症、會陰部念珠菌感染、睡眠呼吸中止、走路會喘等症狀。

　　這些都代表，孩子的代謝功能受到嚴重傷害，身體已經難以代償所需要的功能，此時我們會安排定期的身體檢查及抽血追蹤。

在追蹤治療的期間，我們也會持續監測上述這些症狀，是否有顯著的緩解或消失，來評估孩子的代謝危機是否有成功逆轉。

◆ 檢查項目

- 代謝功能檢查：如空腹血糖、糖化血色素、血脂肪。
- 肝功能檢測：檢查是否有非酒精性脂肪肝的跡象。
- 血壓與睡眠檢測：監控高血壓或睡眠呼吸問題的風險。

一般來說，肥胖的孩子，在醫療評估的當下，就需要檢測血脂肪、血糖跟肝指數；如果是過重的孩子，同樣要先檢測血脂肪，如果進一步有其他危險因子，比如身高過矮、智力發展遲緩、患有三高、肥胖或心血管家族病史，則同樣要進行血糖跟肝指數的檢測。

◆ 可用的藥物與治療選項

很多爸媽都會問我，不能直接使用藥物嗎？其實，對兒童來說，並不建議直接用藥治療肥胖。

除了直接使用減肥藥物的風險較高之外，孩子的身體通常沒有像成人一樣累積太多傷害，還在相對容易逆轉的狀態，藥物通常會在最後一線，也就是生活方式干預已經執行得很好仍不足以控制肥胖時，才可能考慮使用。

一般來說，優先進行的是醫療評估與醫師的建議、營養諮詢、運動介入、以及心理師的諮詢，這些做法在前面章節我們提到過一些，通常會花至少三到六個月的時間，進行觀察與介入。

在減重藥物的部分，兒童唯一可以使用的就是善纖達。這是一種注射針劑藥物，主要用來治療糖尿病，但有抑制食慾的效果，必須強調的是，這項藥物只可以使用於 12 歲以上、40 公斤以上的孩子，並且需要監測甲狀腺狀態，副作用常見有腸胃不適、噁心嘔吐或頭暈無力等等。

所有藥物使用均需在專業醫師指導下進行，避免對孩子的成長造成不良影響。

飲食失調的早期干預和治療

偏挑食、食慾過低是許多家庭挑戰，有些也許源於早期不當的應對方式，但有時孩子面臨的是腸胃道問題或醫療需求。未經處理的飲食失調可能繼續影響孩子的營養狀況及健康成長，我們接下來進一步了解飲食失調的早期干預與處置。

◆ 偏挑食是否來自腸胃問題？

當有腸胃問題時，孩子可能會出現一些臨床症狀，比如： 進食後腹痛或不適：孩子可能因此排斥引發不適的食物。

便祕或腹瀉：消化功能不佳可能影響孩子對某些食物的接受度，通常家長也會發現每次吃就拉肚子或不適。

反流或噁心：胃食道逆流造成的食道灼熱或疼痛感會讓孩子對進食感到恐懼或抗拒。

在這些情況下，我們可以先觀察孩子的飲食行為、特定食物與消化症狀之間的發生順序與關聯性，並記錄下來於門診中幫助小兒腸胃科醫師或營養師釐清孩子的狀況。

◆ 需要醫療評估的徵兆

如果孩子的偏挑食行為伴隨以下情況，就應該尋求醫療的協助。

1. 體重明顯不足：BMI 嚴重低於同齡孩童，進到過輕範疇（＜ 15 百分位）。
2. 持續成長遲緩：身高增長速度明顯低於正常範圍（＜ 4 公分／

年）。
3. 出現貧血或其他營養缺乏症狀：如皮膚蒼白、疲倦、指甲脆弱、免疫力差等。
4. 疑似心理壓力：如對食物過度恐懼或短期內出現劇烈的飲食行為改變。
5. 長期便祕狀況：長期的便祕可能導致大腸功能失調，引發痔瘡甚至肛裂，常表現為孩子間歇性喊肚子痛、大腹便便、或是大便常常有血。

◆ **檢查項目**

營養狀態評估

血液檢測：檢查是否有貧血、維生素缺乏（如維生素 D）或其他微量元素的不足（如鐵、鋅）。

血脂與內分泌測試：確保孩子的飲食問題未對代謝系統造成不良影響，例如長期的蛋白質攝取不足可能導致膽固醇升高或生長因子偏低；此外，甲狀腺功能異常也可能影響食慾與代謝。

腸胃道功能相關檢查

糞便分析：檢測是否有消化吸收異常、腸道長期發炎的跡象。

口肛消化時間分析：用來檢測食物由口腔到被排出的時間，確認孩子的腸胃蠕動是否過快或過慢。

胃幽門螺旋桿菌檢測：確認是否有胃幽門螺旋桿菌的感染，在孩子也病不少見，可能造成胃潰瘍、進食後容易腹痛或腹瀉。

麩質不耐檢測：包含過敏反應的檢測跟基因檢測，檢驗是否對麵粉當中的麩質成分過敏導致慢性腸道發炎。

> 影像學檢查

腹部 X 光：確認消化道結構是否有異常，是否有糞便滯留或發炎跡象。

腹部超音波：確認消化道結構是否有異常，以及腸胃道的基本蠕動狀況。

上消化道內視鏡：通常要到較大的孩子才可能使用，用於檢查是否存在胃食道逆流或其他消化系統異常。

> 心理與行為評估

如果懷疑孩子有進食障礙或因心理壓力導致的飲食問題，可能需要兒童心理師進行行為與情緒狀態的評估與協助。

荷爾蒙抑制劑的考量

當孩子有性早熟或青春期過早情況時，可能需要考慮使用荷爾蒙抑制劑，暫緩青春期的訊號，爭取成長的時間。

> 適應症

1. 性早熟或青春期過早且骨齡顯著超前，生長板閉合速度受荷爾蒙影響而過快，導致最終身高受到顯著影響。
2. 性早熟或青春期過早，導致外觀過早發育、或初經過早，超越孩子身心承受的範圍，因而造成壓力影響孩子的身心健康。
3. 以台灣健保給付而言，需女孩早於 7 歲、男孩早於 8 歲就有第二性徵，且經地區醫院以上等級的大醫院追蹤超過半年，期間內骨齡成熟速度超前兩倍，申請時骨齡超前至少兩年，預期成人身高女生不及 153 公分、男生不及 165 公分，才能送健保專案審查，

並且只有兒童內分泌或兒童新陳代謝專科醫師可以使用。也因標準較嚴、需要較長時間觀察，許多家庭會考慮自費進行治療。

治療目的：延緩生長板閉合，為身高增長爭取時間。暫緩青春期性徵發育步調，減少性早熟對心理發展的影響。

治療方式

通常使用促性腺激素類似物（GnRH 抑制劑）注射，其機轉就是使用荷爾蒙的類似物佔領了接收訊號的位置，使大腦來的青春期訊號無法往下傳，抑制第二性徵的成熟，進而暫緩青春期。劑型為每四週一次或每十二週注射一次。

這個藥物臨床上已經使用了超過四十年，算是相對安全的藥物，但是畢竟還是藥物，在對孩子沒有明確幫助之下，也並不建議貿然使用。

GnRH 抑制劑的作用，主要就是暫緩時間，讓青春期發生的事情，延後發生，多給孩子一個青春期前的區間，停藥之後就會逐漸恢復原本的生長狀態，此外，在治療期間，孩子如何成長，依然取決於孩子本身的成長潛力、日常作息、睡眠與運動，藥物並不是打了就一定會長高的萬靈丹。

如何考量治療與否？

什麼時候要暫緩青春期呢？在門診中，我們主要的考量有兩個點：**身高**、跟**身心成熟**。

有的孩子遺傳身高本就不太高，比如女生 156 公分，算是中等身高，但因為性早熟，算起來可能不到 150 公分，可能造成生活上的不便，比如搭車的手把或日常的櫃子接觸不到等，也可能造成心靈上的失望和壓力，我們就會討論治療。

有的孩子遺傳身高很高，比如女生原本遺傳身高 170 公分，即使性早熟造成身高大量損失，我們算起來可能都還超過 158 公分，那這時

候，也許不一定要治療，我們就可以考量：孩子對身高的期待、家庭對身高的期待、孩子的心靈成熟度是否足以處理較早來臨的初經。

如果孩子才 9 歲半就來月經，以孩子的成熟度，有辦法處理嗎？如果孩子 9 歲看起來像小六，因為外觀像是個小大人而被大家以大人的標準要求，孩子有辦法應付嗎？現在的孩子，成熟度往往超出我們想像，有時候並不一定無法處理，但是在門診考量評估之中，我們與孩子的聊天對話，也可以成為讓孩子明白接下來青春期旅程的開端，讓孩子為提前到來的初經做好準備。

因此，在開始治療前，了解**用藥後預期的療效以及可能的副作用、不用藥可能的結果、用藥的核心期望或目的、預期治療多久**等這些專業的醫療建議後，家族成員間彼此取得共識，充分溝通並且確認孩子願意接受後，再開始治療，會是對孩子更好的醫療決定。

▌生長激素治療：考量與適應症

我們前面一直講到生長激素，以及它對骨骼肌肉發育的重要性，生長激素的注射治療是一種針對特定生長問題的重要手段醫療介入手段，主要目的在於促進兒童的身高增長和正常發育，幫助有成長問題的孩子達到遺傳身高潛力。

◆ 健保給付的適應症

特定的疾病種類，可以於確診並符合要求之後，專案申請生長激素治療的健保給付，這些適應症包含：

生長激素缺乏症（GHD）：每年生長速度不足 4 公分，骨齡落後兩年以上，且住院經兩項以上激發試驗檢查，生長激素值均低於 7ng/mL。

透納氏症候群：為染色體疾病，由專科醫師診斷確認後提供報告提出申請。

SHOX 基因缺乏症：由專科醫師診斷的遺傳性疾病，限使用特定藥物（如 Humatrope）。

小胖威利症、西佛羅素症、努南氏症候群：這些都屬於罕見的遺傳性疾病，要由專科醫師經臨床表徵與基因診斷確診後專案申請。

這些適應症的診斷與治療都需要由醫學中心或區域醫院具備小兒內分泌或小兒遺傳、新陳代謝專科醫師進行。

◆ 非健保給付的適應症

生長激素缺乏症（GHD）：臨床上，生長激素缺乏的診斷標準是兩項激發測試生長激素值均低於 10ng/mL，但是如上面所述，健保的給付標準需要低於 7ng/mL，因此，有一部分生長激素缺乏的孩子，因為未達極端生長遲緩的給付標準，會需要自費治療。

胎兒小於妊娠週數且成長落後：胎兒小於妊娠週數（SGA）是指嬰兒出生時的體重或身長低於同孕齡胎兒的 10 百分位。大多數情況下，孩子會在出生後兩年內逐漸追上正常生長曲線。然而有 10% ～ 15% 的孩子無法自行追上，導致持續性的身材矮小問題，也就是所謂的 3% 俱樂部的常客，需要藉由治療來追回遺傳的身高潛力。

原發性身材矮小：指的是沒有明顯病因的身材矮小，這類孩子的生長曲線穩定，但始終處於低於正常的範圍內，時常源於多基因遺傳因素影響，部分家庭成員可能也有類似的身高特徵。治療的主要目的在於提升孩子的身高至更接近正常範圍，減少因身高過矮所帶來的心理壓力及社交困擾。

◆ 治療流程

生長激素治療通常以每日或每週使用細小針頭，以皮下注射方式進行，劑量根據孩子的體重及體質反應進行調整。治療期間需定期追蹤生長速度、骨齡及相關荷爾蒙水平，以評估療效並調整劑量。

◆ 治療計畫的考量

疾病嚴重程度：是否符合適應症標準？是否有治療的必要性？還是只是家長或孩子的單純期待？

治療時機：絕大多數生長激素治療會於 6 到 8 歲開始為佳，而胎兒小於妊娠週數且成長落後的孩子則建議從 4 歲開始治療，有的家庭會想要多觀察久一些，或者等孩子大些再打針，但因疾病損失的身高通常很難追回，早期診斷和治療有助於達到最佳身高預後，需要家庭成員權衡後取得共識。

治療期間：要視孩子的個別情況而定，可能持續數年至青春期結束，主要持續至生長板閉合或達到預期身高。

療效與風險的權衡：生長激素的副作用可能包括注射部位反應、頭痛等，而效益則視疾病嚴重程度與疾病類型不同而有所差異，在開始治療前家長應該充分與醫師討論，確定完全了解治療的益處、風險及要求。

預期效果與期待：在決定開始治療之前，應該要與專科醫師討論可能達到的身高增長幅度，生長激素治療可促進身高增長，但效果因人而異，比如胎兒小於妊娠週數且成長落後的孩子治療後的結果平均會較原發性身材矮小的高，在治療前應該要有合理的預期以及監測評估療效的完整計畫。

心理影響：生長激素的治療是針劑，雖然是細小的針頭，但依然需要考量孩子對每日注射的接受度及心理壓力、以及家庭是否能長期配合。

經濟因素：部分的狀況有健保給付，但以多數自費治療的孩子來說，生長激素是一項相對高價的藥物，並且多半會需要許多年的治療，在開始治療前，家族成員會需要取得共識，是否能負擔這樣的治療。

和 GnRH 抑制劑一樣，生長激素並不是萬靈丹，只有在孩子的狀況符合治療標準、有完整的計劃、並且持續進行，配合上體態、作息、運動、睡眠的最佳化，才能取得最好的效果。

在開始治療前，家族成員間彼此取得共識，在了解醫療需求、預期成效、注射方式與追蹤方式之後，充分與孩子溝通，在治療的期間不要遺漏注射，才是會是對孩子最好的治療。

5
與醫生有效溝通

在台灣的醫療環境下，當家長需要帶孩子進行專業醫療評估時，大醫院的門診往往不容易掛到號、且需要較長的候診時間，如果沒有充足的資訊收集，在門診當中時常難以完整提供孩子的成長資訊。

就診的短暫時間也時常讓爸媽們來不及理解複雜的內分泌或成長狀況，特別是當涉及到專業術語、檢查結果或治療選擇時，更可能感到不知所措，因此，與醫生的有效溝通至關重要。

事前的準備與認知，不僅能幫助家長更清楚了解孩子的健康狀況，也能讓醫生更精確地掌握孩子的狀況與家庭的需求，提供更適切的建議和治療方案。

接下來，我們來了解如何做好就診前的準備，與醫生有效交流，確保我們和孩子在就診過程中獲得最充分的資訊，並在就診後能更好地執行醫囑。

就診需要帶什麼資料？

在與醫生見面之前，我們可以先收集完整的孩子成長相關資料，幫助醫生更快速且準確地掌握孩子的狀況，避免當場無法評估到重要的家族相關資訊，也避免在門診當中因時間壓力或緊張而遺漏重要的病史，

比如用藥或開刀史。

成長紀錄與身體狀況：像是身高、體重的測量數據；生長曲線圖記錄，比如寶寶手冊或可以與學校申請每學期的健康檢查紀錄；孩子的身體外觀：比如是否有胎記、近期是否有顯著變化、是否有第二性徵的跡象、大約起始時間。如果曾經就診，有醫院或診所的過往診斷報告，可以一併帶來。

病史紀錄：例如孩子的出生情況：比如出生體重、身長、是否早產、是否有產傷，懷孕時是否有特別狀況或產檢的特別狀況；過去的重大疾病、住院或手術病史；孩子的藥物史、日常保健用品；爸媽的身高、青春期發育年齡、媽媽的初經年齡，以及父母是否有較晚才抽高的成長經歷；家族病史，包括家族成員的身高體型、是否有性早熟家族史。

生活習慣：飲食習慣和偏好；睡眠作息和運動情況；近期情緒和行為變化。

現有檢查報告：如果先前有進行血液檢查、骨齡檢查等，可以將報告一同攜帶，避免重複檢查，也協助醫師快速釐清先前狀況，更精確地進行醫療判斷。

小技巧：可以將資料整理成表格或筆記，方便醫生快速掌握孩子的健康資訊。

問醫生的重要問題清單

　　除了事前準備資訊之外，在門診當中時常遇到的狀況是，家長有許多擔憂的問題、可能因為當場緊張或時間限制，在門診中忘記詢問，回家之後十分懊惱「這麼重要怎麼忘記了」，就需要等待下次回診才能得到解答。

　　為了確保就診過程中不遺漏重要資訊，能夠針對自己在意的孩子狀況，充分了解並緩解焦慮，我們可以提前釐清主要擔憂的情況、並準備一份問題清單，在就診時就能幫助我們聚焦於重要問題，避免過於緊張或漏問關鍵事項。

　　每個孩子、每個家庭主要的擔憂問題不太相同，可能包含矮小、成長遲滯、過高、偏挑食、過瘦、過胖、或擔心早熟、晚熟等問題。

　　家長可以先釐清主要的擔憂，這是我們要記得詢問與釐清的「關鍵問題」。此外，針對後續的醫療策略，我們可以預備一個問題清單，幫助我們在整個就診過程中，了解通盤的狀況，讓我們知道後續要搜尋或收集那些資訊，更了解當前成長狀況或是後續需要的檢查與治療，也幫助我們跟孩子進一步解釋與討論。

◆ **關於成長狀況**
- 孩子的生長狀況是否正常？
- 孩子的生長曲線有異常狀況嗎？
- 孩子的生長速度是否符合預期？是否符合遺傳潛力？
- 目前的生活作息或飲食是否有顯著妨礙成長的重大問題？
- 是否需要進一步的檢查？

- ◆ **有哪些檢查需求**
  - 接下來會需要做哪些檢查？
  - 這些檢查的目的是什麼？有無可以改善狀況的做法？
  - 是否需要開始治療？

- ◆ **有哪些治療需求**
  - 如果需要治療，建議的治療選項有哪些？
  - 這些治療的目標和預期效果是什麼？
  - 這項治療可能有的副作用是什麼？如何觀察？
  - 治療期間需要配合的重要事項是什麼？
  - 需要多久回診一次？大約需要追蹤哪些項目？

　　我們可以針對孩子當前的就診階段、當前相關的需求，來選擇這些問題，於就診時隨身攜帶筆記本或使用手機記錄，方便在就診時快速提問並記錄醫生的回覆，達成門診的有效溝通。

　　有效的醫病溝通除了可以幫助醫師更精確地掌握孩子的健康狀況，也能幫助爸媽們更適切地配合治療計畫。

　　無論孩子是何種狀況、最終決定何種治療策略，家長的理解與家庭的配合都是成功治療的關鍵，因此，提前做好準備、帶著問題去就診、以及在就診後確保醫囑的徹底執行，才能給孩子最好的支持與幫助。

結語

關鍵的長高心態是建立習慣

兒童的成長是全方位健康的體現；而長高，是健康的副產品。

我在這本書試著從科學數據與實證醫學的角度，分享給爸爸媽媽關於孩子身高發育的種種要素，以及與肥胖之間的複雜關聯。

我知道，在現今充滿錯誤資訊的環境中，家長們扮演著至關重要的守門人角色，關乎著孩子的成長，我們總是十分焦慮，也因此，專業的指引特別重要。

無論是過重兒童的三高風險、性早熟對最終身高的影響，還是錯誤迷思的潛在危害，我試圖以淺顯的方式，將正確的知識傳遞給每一位家長。最後，想跟大家分享，我在這麼多年的一些思考和感悟。

▎想要長高、想要成績好，但我們想要給孩子的到底是什麼？

在門診中，我見過太多親子之間的衝突，也時常有夫妻之間的爭執，我常常需要扮演「翻譯」的角色來化解他們的矛盾。

有時爸爸跟媽媽對治療與否或孩子成長步調的想法完全不同，造成針鋒相對，我總會點出一件事情：「我們也許想法不同，但我們有共同的目標，他也很擔心孩子、為孩子考慮，所以才會有這些疑慮。」

有時候，面對抗拒治療或不願運動而跟家裡起衝突的孩子，我總會告訴孩子：「也許我們的表達並不是太完整、不是太美好，但是背後沒有說出來的一句話，我要幫爸爸媽媽翻譯出來：他們好愛你，他們好心疼、好為你擔心。」

我只是將大家內心的愛翻譯出來，但往往這些話出來，門診中的對立就會開始消散，我們記起了最重要的事。

其實，我們做這些事情，都是因為他們希望孩子有更好的未來——有好的成績、好的學歷、好的體態，未來能擁有更多的選擇權。但這一切的背後，我們最終追求的是什麼？是希望孩子有幸福的人生。

然而，當我們每天拚命給孩子「功課」，比如多讀書、少娛樂、多跳繩，背後都是希望孩子好，但有時可能反而讓孩子感到壓力，甚至犧牲了長遠健康習慣的建立。

我們自己每天在忙碌的生活中做取捨，可能工作忙到連運動和睡覺都沒時間，但我們其實不希望孩子從小就過著這樣不健康的生活。

我總是希望大家記起，長高是健康的副產品，而不是犧牲健康的代價。良好的體態和聰明的大腦，都來自於健康的身體。

在這個過程中，我們希望給孩子的不是短期的成績或身高，而是長期的身心健康和幸福。如果我們能夠以這樣的理念來做選擇，也許就能更靈活地去調整一些方法，既讓孩子擁有健康的身體，也不會讓他們承受過多的壓力。

與其在泥潭中苦苦掙扎，不如一開始建立對的路

在這樣理念之下，用正確的觀念建立孩子一個健康的飲食、運動、睡眠習慣，就是一條最低阻力、通向健康的路。

比起在孩子成長過程中不斷陷入不健康習慣的泥潭，然後拚命掙扎

著糾正，我們可以先為他們鋪設一條健康而愉快的道路；這條路並不該讓孩子感到痛苦，而是讓他們自然地將健康與快樂、家庭、陪伴聯繫在一起。

如果我們讓孩子感受到健康的生活方式是一件「理所當然的快樂事」，大腦就會順著這條路一直走，這時我們就不是強迫孩子去吃蔬菜、強迫他們去運動，而是讓這些行為成為他們生活的一部分。

很多時候，我們一開始採取的應對，就會進入孩子認知的深層。在我們的文化中，食物往往被賦予過多的情感意義。我們習慣性使用食物作為獎勵、安慰，或者缺乏陪伴的補償。這導致孩子心中形成了一種聯結：不健康的食物是快樂的來源，是被照顧的象徵，進而與家庭、愛與關懷聯繫在一起。

當壓力來臨、我們不足以提供給孩子充足的情感支持或陪伴時，食物往往成為唯一能夠快速給予安慰的方式，隨著時間推移，這些不健康的飲食習慣就可能越來越根深蒂固，讓改變困難重重。

此外，我們的社會較少重視「食育」，孩子從小沒有學會如何正確地對待食物和自己的健康，一不小心就將健康的生活方式與「痛苦」聯繫在一起，好像「忍耐一下做健康的事情」就能得到獎勵，比如：「你忍耐一下吃花椰菜，然後我們就去買多多」，裡面就暗示了，花椰菜是痛苦的，多多這樣的含糖飲料是應該被追求的獎勵。

當健康被視為痛苦的，孩子就更會選擇那些短期內能夠帶來愉悅的行為，儘管這些行為對他們的身體有長期的負面影響。

我們也可以陪伴、鼓勵孩子找到自我安撫、帶來快樂的方式，這些興趣可以是看書、打遊戲、看動畫、運動等活動，當這些行為成為被容許的事情、或者當運動是孩子們自己選擇的稍有興趣的活動，孩子就能回歸到通過其他方式來照顧自己，而不是誤以為食物是唯一能帶來快樂的選擇。

我們可以讓孩子自己摸索食物、選擇菜單，往往自己選擇了願意嘗

試的健康食物的孩子，以及在門診跟我打勾勾約定好要做自己選擇的活動的孩子，更能歡天喜地走進診間告訴我他有多麼健康的改變。

比起禁止不健康的，讓孩子們去獲得喜歡的健康習慣，更有效果，也更能成為持之以恆的健康人生基石。

我也祝願，藉由這本書的觀念與心態建立、提供的具體作法，在一開始我們就建立良好的道路，讓孩子們順利地走向健康成長的幸福人生。

參考資料

◆ **第一章：**

1. 國健署國民營養健康狀況變遷調查成果報告 2017 ～ 2020 年
2. 國健署國民營養健康狀況變遷調查成果報告 2013 ～ 2016 年
3. 國健署民國 106 年國民健康訪問調查
4. https://data.worldobesity.org/
5. 兒童福利聯盟（2022）。2022 年臺灣國高中生飲食習慣調查結果。取自：https://www.children.org.tw/asm/customize/previewMultiContent/articles/2484
6. Nguyen M, Jarvis SE, Chiavaroli L, et al. Consumption of 100% Fruit Juice and Body Weight in Children and Adults: A Systematic Review and Meta～Analysis. JAMA Pediatr. 2024;178（3）:237 ～ 246. doi:10.1001/jamapediatrics.2023.6124
7. Nagata JM, Smith N, Alsamman S, et al. Association of Physical Activity and Screen Time With Body Mass Index Among US Adolescents. JAMA Netw Open. 2023;6（2）:e2255466. doi:10.1001/jamanetworkopen.2022.55466
8. 楊雅而（2015）。兒童螢幕時間對其身體活動及肥胖之影響，並探討與家長的關聯性〔碩士論文，國立臺灣大學〕。華藝線上圖書館。https://doi.org/10.6342/NTU201600334
9. Chu NF, Chin HC, Wang SC. Prevalence and anthropometric risk of metabolic syndrome in taiwanese adolescents. ISRN Cardiol. 2011;2011:743640. doi:10.5402/2011/743640
10. 國健署國民營養健康狀況變遷調查（106 ～ 109 年）
11. 國民營養健康狀況變遷調查 1993 ～ 1996 台灣地區居民體位及肥胖狀況
12. Simmonds, M & Llewellyn, Alexis & Owen, C & Woolacott, Nerys.

（2015）. Predicting adult obesity from childhood obesity: A systematic review and meta～analysis. Obesity reviews : an official journal of the International Association for the Study of Obesity. 17. 10.1111/obr.12334.
13. 衛服部國健署兒童肥胖防治實證指引
14. Chu NF, Chin HC, Wang SC. Prevalence and Anthropometric Risk of Metabolic Syndrome in Taiwanese Adolescents. ISRN Cardiol. 2011;2011:743640.
15. 臺灣兒科醫學會聲明稿《兒童與青少年代謝症候群》2016 年 6 月 7 日
16. Wei JN, Sung FC, Lin CC, Lin RS, Chiang CC, Chuang LM. National surveillance for type 2 diabetes mellitus in Taiwanese children. JAMA. 2003;290:1345～50
17. 國健署國民營養健康狀況變遷調查（106～109 年）
18. 兒童肝膽疾病防治基金會
19. Gujral J, Gupta J. Pediatric Dyslipidemia. [Updated 2023 Jul 25]. In: StatPearls [Internet]. Treasure Island （FL）: StatPearls Publishing; 2024 Jan～. Available from: https://www.ncbi.nlm.nih.gov/books/NBK585106/
20. Le J, Zhang D, Menees S, Chen J, Raghuveer G. "Vascular age" is advanced in children with atherosclerosis～promoting risk factors. Circ Cardiovasc Imaging. 2010;3（1）:8～14. doi:10.1161/CIRCIMAGING.109.880070
21. 衛服部國健署兒童肥胖防治實證指引
22. Rankin, Jean et al. "Psychological consequences of childhood obesity: psychiatric comorbidity and prevention." Adolescent health, medicine and therapeutics vol. 7 125～146. 14 Nov. 2016
23. 衛服部國健署兒童肥胖防治實證指引
24. Cortese S, Angriman M, Maffeis C, Isnard P, Konofal E, Lecendreux M, Purper～Ouakil D, Vincenzi B, Bernardina BD, Mouren MC. Attention

deficit/ hyperactivity disorder（ADHD）and obesity: a systematic review of the literature. Crit Rev Food Sci Nutr. 2008 Jun;48（6）:524 〜 37.

25. Quek YH, Tam WWS, Zhang MWB, Ho RCM. Exploring the association between childhood and adolescent obesity and depression: a meta 〜 analysis. Obes Rev. 2017 Jul;18（7）:742 〜 54.

26. 2015 年公衛聯合年會 肥胖、霸凌與青少年學習成就之多階層分析 陳端容、羅傑恩、關秉寅

27. C. L. Marcus, S. Curtis, C. B. Koerner, A. Joffe, J. R. Serwint, and G. M. Loughlin, "Evaluation of pulmonary function and polysomnography in obese children and adolescents," Pediatric Pulmonology, 1996;. 21: 176–83.

28. Calcaterra V, Magenes VC, Hruby C, Siccardo F, Mari A, Cordaro E, Fabiano V, Zuccotti G. Links between Childhood Obesity, High 〜 Fat Diet, and Central Precocious Puberty. Children. 2023; 10（2）:241.

29. Chen LK, Wang G, Bennett WL, et al. Trajectory of Body Mass Index from Ages 2 to 7 Years and Age at Peak Height Velocity in Boys and Girls. J Pediatr. 2021;230:221 〜 229.e5.

30. Shalitin S, Gat 〜 Yablonski G. Associations of Obesity with Linear Growth and Puberty. Horm Res Paediatr. 2022;95（2）:120 〜 136.

31. de Groot, Cornelis J et al. "Determinants of Advanced Bone Age in Childhood Obesity." Hormone research in paediatrics vol. 87,4（2017）: 254 〜 263.

32. 衛服部國健署兒童肥胖防治實證指引

33. 衛服部國健署肥胖 100 問

34. Holmgren, A., Niklasson, A., Nierop, A. et al. Pubertal height gain is inversely related to peak BMI in childhood. Pediatr Res 81, 448–454（2017）.

35. Stovitz, Steven D et al. "Growing into obesity: patterns of height growth in those who become normal weight, overweight, or obese as young adults." American journal of human biology : the official journal of the Human Biology Council vol. 23,5（2011）: 635～41.
36. Putri, Resthie R et al. "Height and Growth Velocity in Children and Adolescents Undergoing Obesity Treatment: A Prospective Cohort Study." The Journal of clinical endocrinology and metabolism vol. 109,1 （2023）: e314～e320.
37. 國健署國民營養健康狀況變遷調查成果報告 2017～2020 年
38. 衛服部國健署兒童肥胖防治實證指引

◆ 第二章：
1. 衛服部國健署國民營養健康調查
2. 衛服部國健署 110 年青少年健康行為調查報告
3. 衛服部國健署 107 年國中學生健康行為調查
4. 衛服部國健署兒童肥胖防治實證指引
5. 兒科醫學會　臨床使用之生長曲線圖
6. 美國睡眠醫學會指引

◆ 第三章：
1. 衛服部國健署國民營養健康調查

◆ 第四章：
1. Dai, J., Yang, J., Fan, H., Wu, Y., Wu, H., Wang, Y., Tung, T. H., Wang, L., & Zhang, M.（2023）. Eating order and childhood obesity among preschoolers in China: A cross-sectional study. Frontiers in pediatrics, 11,

1139743.

2. Tani, Y., Fujiwara, T., Ochi, M., Isumi, A., & Kato, T. （2018）. Does Eating Vegetables at Start of Meal Prevent Childhood Overweight in Japan? A-CHILD Study. Frontiers in pediatrics, 6, 134.

3. Yang, J., Tani, Y., Tobias, D. K., Ochi, M., & Fujiwara, T. （2020）. Eating Vegetables First at Start of Meal and Food Intake among Preschool Children in Japan. Nutrients, 12（6）, 1762.

4. Tani, Y., Ochi, M., & Fujiwara, T. （2021）. Association of Nursery School-Level Promotion of Vegetable Eating with Caregiver-Reported Vegetable Consumption Behaviours among Preschool Children: A Multilevel Analysis of Japanese Children. Nutrients, 13（7）, 2236.

5. Bassul C, A Corish C, M Kearney J. Associations between the Home Environment, Feeding Practices and Children's Intakes of Fruit, Vegetables and Confectionary/Sugar-Sweetened Beverages. Int J Environ Res Public Health. 2020 Jul 5;17（13）:4837.

6. Huo, J., Kuang, X., Xi, Y., Xiang, C., Yong, C., Liang, J., Zou, H., & Lin, Q. （2022）. Screen Time and Its Association with Vegetables, Fruits, Snacks and Sugary Sweetened Beverages Intake among Chinese Preschool Children in Changsha, Hunan Province: A Cross-Sectional Study. Nutrients, 14（19）, 4086.

7. Kolanowski W, Ługowska K, Trafialek J. The Impact of Physical Activity at School on Eating Behaviour and Leisure Time of Early Adolescents. Int J Environ Res Public Health. 2022 Dec 8;19（24）:16490.

8. Vanags, E., Justamente, I., Skara, D., Fredriksen, P. M., Brownlee, I., & Reihmane, D. （2024）. Relations between the levels of moderate to vigorous physical activity, BMI, dietary habits, cognitive functions and attention problems in 8 to 9 years old pupils: network analysis （PACH

Study）. BMC public health, 24（1）, 544.

9. He, Q., Li, X., & Wang, R.（2018）. Childhood obesity in China: Does grandparents' coresidence matter?. Economics and human biology, 29, 56–63.

10. Pulgaron, E. R., Marchante, A. N., Agosto, Y., Lebron, C. N., & Delamater, A. M.（2016）. Grandparent involvement and children's health outcomes: The current state of the literature. Families, systems & health : the journal of collaborative family healthcare, 34（3）, 260–269.

11. Young, K. G., Duncanson, K., & Burrows, T.（2018）. Influence of grandparents on the dietary intake of their 2-12-year-old grandchildren: A systematic review. Nutrition & dietetics: the journal of the Dietitians Association of Australia, 75（3）, 291–306.

12. Morita, A., Ochi, M., Isumi, A., & Fujiwara, T.（2019）. Association between grandparent coresidence and weight change among first-grade Japanese children. Pediatric obesity, 14（8）, e12524.

13. Tan, B. Q. M., Hee, J. M., Yow, K. S., Sim, X., Asano, M., & Chong, M. F.（2019）. Feeding-Related Knowledge, Attitudes, and Practices among Grandparents in Singapore. Nutrients, 11（7）, 1696.

14. Xie, H., Ainsworth, A., & Caldwell, L.（2021）. Grandparent（s）coresidence and physical activity/screen time among Latino children in the United States. Families, systems & health : the journal of collaborative family healthcare, 39（2）, 282–292.

15. Katzow, M. W., Messito, M. J., Mendelsohn, A. L., Scott, M. A., & Gross, R. S.（2022）. Grandparent Coresidence and Risk of Early Child Overweight and Obesity in Low-Income, Hispanic Families in New York City. Academic pediatrics, 22（1）, 90–97.

16. Biswas, Dipayan & Szocs, Courtney.（2019）. The Smell of Healthy

Choices: Cross-Modal Sensory Compensation Effects of Ambient Scent on Food Purchases. Journal of Marketing Research. 56. 123-141.

◆ 第五章：

1. Sutton, J., & Lazarus, L.（1976）. Growth hormone in exercise: comparison of physiological and pharmacological stimuli. Journal of applied physiology, 41（4）, 523–527.
2. Zhou, Y., Aris, I. M., Tan, S. S., Cai, S., Tint, M. T., Krishnaswamy, G., Meaney, M. J., Godfrey, K. M., Kwek, K., Gluckman, P. D., Chong, Y. S., Yap, F., Lek, N., Gooley, J. J., & Lee, Y. S.（2015）. Sleep duration and growth outcomes across the first two years of life in the GUSTO study. Sleep medicine, 16（10）, 1281–1286.
3. Esfarjani, S. V., Zamani, M., Ashrafizadeh, S. S., & Zamani, M.（2023）. Association between lifestyle and height growth in high school students. Journal of family medicine and primary care, 12（12）, 3279–3284.
4. MacKelvie, K. J., Khan, K. M., & McKay, H. A.（2002）. Is there a critical period for bone response to weight-bearing exercise in children and adolescents? a systematic review. British journal of sports medicine, 36（4）, 250–257.
5. Tang, J., Yu, T., Jiang, Y., Xue, P., Kong, H., Lin, C., Liu, S., & Tian, Y. （2023）. The association between sleep and early pubertal development in Chinese children: a school population-based cross-sectional study. Frontiers in endocrinology, 14, 1259172.
6. van Egmond, L. T., Meth, E. M. S., Engström, J., Ilemosoglou, M., Keller, J. A., Vogel, H., & Benedict, C.（2023）. Effects of acute sleep loss on leptin, ghrelin, and adiponectin in adults with healthy weight and obesity: A laboratory study. Obesity（Silver Spring, Md.）, 31（3）, 635–641.

7. Taheri, S., Lin, L., Austin, D., Young, T., & Mignot, E.（2004）. Short sleep duration is associated with reduced leptin, elevated ghrelin, and increased body mass index. PLoS medicine, 1（3）, e62.
8. Yu, J., Jin, H., Wen, L., Zhang, W., Saffery, R., Tong, C., Qi, H., Kilby, M. D., & Baker, P. N.（2021）. Insufficient sleep during infancy is correlated with excessive weight gain in childhood: a longitudinal twin cohort study. Journal of clinical sleep medicine : JCSM : official publication of the American Academy of Sleep Medicine, 17（11）, 2147–2154.
9. Derks, I. P. M., Kocevska, D., Jaddoe, V. W. V., Franco, O. H., Wake, M., Tiemeier, H., & Jansen, P. W.（2017）. Longitudinal Associations of Sleep Duration in Infancy and Early Childhood with Body Composition and Cardiometabolic Health at the Age of 6 Years: The Generation R Study. Childhood obesity（Print）, 13（5）, 400–408.

◆ 第六章：

1. Chen, L., Su, B., Zhang, Y., Ma, T., Liu, J., Yang, Z., Li, Y., Gao, D., Chen, M., Ma, Y., Wang, X., Wen, B., Jiang, J., Dong, Y., Song, Y., & Ma, J.（2022）. Association between height growth patterns in puberty and stature in late adolescence: A longitudinal analysis in chinese children and adolescents from 2006 to 2016. Frontiers in endocrinology, 13, 882840.
2. https://radiopaedia.org/articles/bone-age-radiograph
3. Liimatta J, Flück CE, Mäntyselkä A, et al. Effects of 2-Year Physical Activity and Dietary Intervention on Adrenarchal and Pubertal Development: The PANIC Study. J Clin Endocrinol Metab. 2023;108（12）:e1603-e1613.
4. Cheng, T. S., Sharp, S. J., Brage, S., Emmett, P. M., Forouhi, N. G., & Ong, K. K.（2022）. Longitudinal associations between prepubertal childhood total energy and macronutrient intakes and subsequent puberty timing in UK

boys and girls. European journal of nutrition, 61（1）, 157–167.

5. Xu, Y., Xiong, J., Gao, W., Wang, X., Shan, S., Zhao, L., & Cheng, G. （2022）. Dietary Fat and Polyunsaturated Fatty Acid Intakes during Childhood Are Prospectively Associated with Puberty Timing Independent of Dietary Protein. Nutrients, 14（2）, 275.

6. Gu, Q., Wu, Y., Feng, Z., Chai, Y., Hou, S., Yu, Z., & Shen, X. （2024）. Dietary pattern and precocious puberty risk in Chinese girls: a case-control study. Nutrition journal, 23（1）, 14.

7. Jansen, E. C., Marín, C., Mora-Plazas, M., & Villamor, E. （2015）. Higher Childhood Red Meat Intake Frequency Is Associated with Earlier Age at Menarche. The Journal of nutrition, 146（4）, 792–798.

8. Calcaterra, V., Magenes, V. C., Hruby, C., Siccardo, F., Mari, A., Cordaro, E., Fabiano, V., & Zuccotti, G. （2023）. Links between Childhood Obesity, High-Fat Diet, and Central Precocious

◆ 第七章：

1. Chen, L., Su, B., Zhang, Y., Ma, T., Liu, J., Yang, Z., Li, Y., Gao, D., Chen, M., Ma, Y., Wang, X., Wen, B., Jiang, J., Dong, Y., Song, Y., & Ma, J. （2022）. Association between height growth patterns in puberty and stature in late adolescence: A longitudinal analysis in chinese children and adolescents from 2006 to 2016. Frontiers in endocrinology, 13, 882840.

2. https://radiopaedia.org/articles/bone-age-radiograph

3. Liimatta J, Flück CE, Mäntyselkä A, et al. Effects of 2-Year Physical Activity and Dietary Intervention on Adrenarchal and Pubertal Development: The PANIC Study. J Clin Endocrinol Metab. 2023;108（12）:e1603-e1613.

4. Cheng, T. S., Sharp, S. J., Brage, S., Emmett, P. M., Forouhi, N. G., & Ong, K. K. （2022）. Longitudinal associations between prepubertal childhood

total energy and macronutrient intakes and subsequent puberty timing in UK boys and girls. European journal of nutrition, 61（1）, 157–167.

5. Xu, Y., Xiong, J., Gao, W., Wang, X., Shan, S., Zhao, L., & Cheng, G. （2022）. Dietary Fat and Polyunsaturated Fatty Acid Intakes during Childhood Are Prospectively Associated with Puberty Timing Independent of Dietary Protein. Nutrients, 14（2）, 275.

6. Gu, Q., Wu, Y., Feng, Z., Chai, Y., Hou, S., Yu, Z., & Shen, X. （2024）. Dietary pattern and precocious puberty risk in Chinese girls: a case-control study. Nutrition journal, 23（1）, 14.

7. Jansen, E. C., Marín, C., Mora-Plazas, M., & Villamor, E. （2015）. Higher Childhood Red Meat Intake Frequency Is Associated with Earlier Age at Menarche. The Journal of nutrition, 146（4）, 792–798.

8. Calcaterra, V., Magenes, V. C., Hruby, C., Siccardo, F., Mari, A., Cordaro, E., Fabiano, V., & Zuccotti, G. （2023）. Links between Childhood Obesity, High-Fat Diet, and Central Precocious

9. 國健署兒童肥胖防治實證指引

高寶書版集團
gobooks.com.tw

HD 154
長高不長胖
兒童成長專家教你打造身高衝刺基礎與健康體態成長指南

作　　者	許鈺敏
協　　力	馬羽儀
責任編輯	吳珮旻
封面設計	林政嘉
內頁排版	賴姵均
插　　圖	丸同連合
企　　劃	陳玟璇
版　　權	張莎凌

發 行 人	朱凱蕾
出　　版	英屬維京群島商高寶國際有限公司台灣分公司 Global Group Holdings, Ltd.
地　　址	台北市內湖區洲子街88號3樓
網　　址	gobooks.com.tw
電　　話	（02）27992788
電　　郵	readers@gobooks.com.tw（讀者服務部）
傳　　真	出版部（02）27990909　行銷部（02）27993088
郵政劃撥	19394552
戶　　名	英屬維京群島商高寶國際有限公司台灣分公司
發　　行	英屬維京群島商高寶國際有限公司台灣分公司
法律顧問	永然聯合法律事務所
初版日期	2025年02月

國家圖書館出版品預行編目（CIP）資料

長高不長胖：兒童成長專家教你打造身高衝刺基礎與健康體態成長指南 / 許鈺敏著. -- 初版. -- 臺北市：英屬維京群島商高寶國際有限公司臺灣分公司, 2025.02
　面；　公分.--（HD 154）

ISBN 978-626-402-184-5(平裝)

1.CST: 兒童發育生理　2.CST: 營養常識機　3.CST: 兒童肥胖症　4.CST: 增高法

417.516　　　　　　　　　　　　　　　114000655

凡本著作任何圖片、文字及其他內容，
未經本公司同意授權者，
均不得擅自重製、仿製或以其他方法加以侵害，
如一經查獲，必定追究到底，絕不寬貸。
版權所有　翻印必究